COURS D'HOMEOPATHIE

Médecine naturelle, énergétique et psychosomatique

V. Fabrocini

COURS D'HOMEOPATHIE

Médecine naturelle, énergétique et psychosomatique

EDITIONS DE VECCHI S.A.
20, rue de la Trémoille
75008 PARIS

Malgré l'attention portée à la rédaction de cet ouvrage, l'auteur ou son éditeur ne peuvent assumer une quelconque responsabilité du fait des informations proposées (formules, recettes, techniques, etc.) dans le texte.
Il est conseillé, selon les problèmes spécifiques – et souvent uniques – de chaque lecteur, de prendre l'avis de personnes qualifiées pour obtenir les renseignements les plus complets, les plus précis et les plus actuels possible.

Photo de couverture : M. Giberti

Traduction de Evelyne Dengler-Mahé

Imprimé en Italie

Introduction

J'ai écrit ce livre avec l'intime conviction d'être utile à ceux qui auront l'occasion de le lire, en cette époque marquée par un intérêt grandissant du public pour tout ce qui a trait à la santé, et plus particulièrement à la leur !

Plus que jamais, la majeure partie des gens sont persuadés que la santé est un bien précieux, tant au niveau individuel que social, et que chaque citoyen doit le défendre avec constance et acharnement, appuyé en cela par les sages conseils de son médecin et par les institutions mises en place à cet effet. Si on la considère dans ce contexte, on peut constater que l'homéopathie, médecine d'actualité, est source de bien des batailles et controverses.

Un fait relativement nouveau et de grande importance : en date du 13 juin 1991, le Parlement européen a voté une excellente proposition de réglementation de l'homéopathie.

Si cette proposition trouve l'accord des différents gouvernements, elle concrétisera le droit de tout citoyen européen à avoir recours à ce type de médecine, c'est-à-dire que les choix thérapeutiques seront étendus à tous les remèdes homéopathiques et à toutes les formes d'administration. Les médicaments homéopathiques ne datent pas d'hier : ils sont administrés avec succès dans le monde entier depuis près de deux siècles.

Leur action thérapeutique naturelle et efficace n'est plus à prouver et il faut être véritablement doté d'une bonne dose d'ignorance, ou de mauvaise foi, pour en remettre fondamentalement en cause les capacités.

De nos jours, plus de 30 millions de patients se soignent avec l'homéopathie dans la Communauté européenne.

Ils sont assistés par environ 100 000 médecins.

Le taux de croissance annuelle est de 15%.

Si l'on considère son importance dans les différents pays, on verra se profiler en tête la France et l'Allemagne, bastions traditionnels de l'homéopathie, suivies de loin par l'Italie et la Grande-Bretagne.

* * *

Comme vous pouvez le constater, l'homéopathie est une thérapeutique confirmée par l'expérience et appliquée à grande échelle : il me semble donc opportun de l'aborder avec tout le respect qu'elle mérite et de l'étudier en profondeur.

Il est à espérer que sa reconnaisance officielle au niveau de la Communauté permettra à un nombre croissant de patients d'utiliser les médicaments homéopathiques en tant que méthode thérapeutique naturelle, énergétique et stimulante.

L'homéopathie est un traitement global de la personne : elle ne sert pas seulement à soulager momentanément les maux dont vous souffrez au quotidien, mais agit tel un véritable sésame biologique, apte à débloquer votre organisme et à construire un équilibre durable de votre état de santé. Avec son aide, vous pourrez renforcer les défenses immunitaires de votre organisme, le défendre contre les dommages de la pollution et enfin prévenir les maladies au moyen de médicaments de drainage, de stimulation et de soutien.

Il importe de ne pas oublier qu'un grand nombre de pathologies lésionnelles, dégénératives et néoplastiques prolifèrent sur des états de stress quotidien, de pollution de l'environnement, de bouleversement des rythmes biologiques, de déséquilibre neuro-végétatif et d'altération fonctionnelle progressive d'organes sains en eux-mêmes.

Les drogues pharmaceutiques et les médicaments chimiques conventionnels, les somnifères et les tranquillisants, les analgésiques et les psycholeptiques ne peuvent en fait que venir aggraver et rendre plus complexes encore des maux très courants, tels qu'une banale insomnie ou une douleur menstruelle paraphysiologique, un trouble hépatico-biliaire de type hypocondriaque, ou une dépression réactive émotionnelle. C'est ainsi que, petit à petit, un homme sain peut se transformer... en toxicomane.

* * *

Vous trouverez tout d'abord dans ce manuel une série de leçons qui vous donneront un aperçu des caractéristiques de l'homéopathie (première partie).

Cette vue d'ensemble sera suivie d'indications thérapeutiques pour les maux les plus communs et les plus fréquents : ils sont traités par ordre alphabétique dans le « Répertoire clinique » (deuxième partie).

Pour terminer, la troisième partie présente de manière systématique les principaux remèdes homéopathiques et leurs différentes applications.

Afin qu'aucun malentendu ne puisse se glisser, je tiens toutefois à préciser clairement mes intentions... Les suggestions que vous découvrirez aux détours de ces pages ne tendent nullement à faire de vous des « auto-médecins » pédants et sûrs de leur savoir. Il s'agit plutôt ici de vous pousser à vous entraîner à observer soigneusement votre organisme, ses réactions et ses symptômes pathologiques. En cas de nécessité, vous aurez ainsi l'immense satisfaction de réfléchir vous-même sur votre cas et de trouver les remèdes appropriés au mal dont vous souffrez, du moins dans le cadre d'un « premier secours d'urgence ». Pour que cette automédication se déroule dans de bonnes conditions, prudence, sérieux et une juste estimation de vous-même seront *toujours* de mise.

Mon objectif premier est de vous empêcher de commettre des erreurs banales. Au lieu d'être soulagé de vos troubles, qu'ils soient de nature physique ou psychique, vous risqueriez alors de ressentir une profonde méfiance envers les lois de la nature, ce médecin de tous les maux comme nous l'a enseigné Hippocrate.

Je suis convaincu qu'un minimum de pratique dans la consultation du répertoire et de la matière médicale pure vous suffira pour ne jamais être pris à l'improviste en cas de besoin.

Parfois, il s'avère indispensable de savoir se prodiguer soi-même les premiers soins, ne serait-ce que parce que le médecin de famille n'est pas disponible tout de suite.

Il est évident que le choix du remède sera ensuite confirmé par votre médecin, à charge pour lui de le modifier si nécessaire. Dans la mesure où vous lui facilitez la tâche au niveau du diagnostic et du traitement, votre homéopathe ne pourra que se réjouir de votre aide. Il est hors de doute qu'il est beaucoup plus intéressant pour un médecin de « travailler » en parfaite collaboration avec un patient qui s'implique activement dans le processus de guérison et qui comprend le pourquoi et le comment des différentes prescriptions.

Si vous êtes disposé à dialoguer sérieusement avec votre thérapeute, il n'éprouvera que plus d'estime à votre égard. De plus, il sera tout à fait disposé à vous enseigner les rudiments de sa science afin que vous puissiez intervenir dans la plupart des situations banales et routinières de la vie quotidienne.

En revanche, lorsque vous lui demanderez son aide, il sera immédiatement à vos côtés et vous consacrera toute son attention, car il saura que vous aurez épuisé tout votre savoir et que, cette fois-ci, vous avez véritablement besoin de lui.

PREMIERE PARTIE
LEÇONS

Leçon I
Qu'est-ce que l'homéopathie ?

L'homéopathie est une médecine naturelle et même biologique

L'homéopathie est une médecine naturelle qui utilise des remèdes végétaux, animaux et minéraux. Dilués et dynamisés selon le procédé homéopathique, ces remèdes stimulent l'organisme en le poussant à réagir à la maladie et n'ont aucun effet nocif secondaire, à l'instar des médicaments chimiques administrés en doses massives et souvent générateurs de nouveaux troubles.
Les médicaments chimiques de la médecine conventionnelle ont l'avantage apparent de supprimer rapidement les symptômes morbides. Leur action, plutôt énergique et extérieure aux lois naturelles, paralyse à la source les merveilleux mécanismes de défense dont la nature a doté l'homme et les autres êtres vivants. De cette manière, une maladie aiguë, bloquée dans son évolution vers une guérison naturelle, se transforme souvent en maladie subaiguë, puis en mal chronique. Bien souvent, on voit apparaître d'autres maladies dites « iatrogènes » (dues aux effets secondaires des médicaments).
En revanche, l'homéopathie ne supprime pas les symptômes mais soigne les causes profondes de la maladie, agissant sur tout l'organisme. Elle tient compte des causes lointaines et proches de la maladie et étudie le « terrain » sur lequel cette dernière s'est développée : la constitution du malade, son tempérament, ses prédispositions à la maladie et l'environnement écologique dans lequel il vit et travaille. Il est évident que l'homéopathie n'agit pas sur un mode empirique, comme certaines thérapeutiques dites « naturelles », mais qu'elle a les caractéristiques d'une médecine « biologique » : son action est conforme aux lois de la nature et est établie en fonction de leurs fondements, leurs rapports et leurs connexions.
La notion de médecine naturelle est trop limitative et insuffisante pour désigner l'homéopathie qui ne constitue pas seulement, et loin de là, un mode empirique de se soigner. L'homéopathie a été, entre autres, élaborée à partir des lois de la chimie et de la physique classique et s'appuie également sur les lois de la gravitation, de la mécanique quantique et de la physique atomique.

L'homéopathie thésaurise les résultats des recherches expérimentales en biologie cellulaire, en biologie moléculaire, en génétique, en immunologie, en allergologie, en psychologie et en bioénergie, ainsi que dans d'autres disciplines étudiant méthodiquement les lois de la nature pour mieux les connaître, les vérifier et les transcrire en formules scientifiques.
Née il y a deux siècles en tant que « médecine de l'expérience », l'homéopathie se situe à présent au point de convergence des évolutions actuelles de la pensée et de la recherche.

L'homéopathie est une médecine énergétique et informatique

Nous partons du principe que les capacités énergétiques de notre organisme dépendent d'une force vitale instinctive, mais intelligente, parcourant la substance matérielle toute entière et la contrôlant.
Cette force maintient en équilibre l'action des molécules, des tissus et des organes de l'être vivant et est le garant d'une bonne santé physique et mentale, d'une capacité à s'adapter à l'environnement et d'une efficacité opérationnelle.
La perte de cet équilibre est à la source de toute maladie ; par conséquent, la guérison coïncide avec la récupération complète de cet équilibre. De ce point de vue, l'homéopathie peut être définie comme médecine énergétique. En effet, le médicament homéopathique vient s'insérer dans les processus biologiques de l'organisme. Ceux-ci agissent sur un mode de stimulation et lui permettent de se maintenir en équilibre et en bonne santé.
En pratique, le remède homéopathique utilise un certain nombre d'informations pathologiques (les symptômes du malade) dans un but curatif. Son action est basée sur un principe biologique primordial : *similia similibus curentur*, ou règle des semblables. Celle-ci établit qu'une maladie sera guérie par un remède dont les caractéristiques sont semblables à celles de ladite maladie. Nous trouvons déjà des traces de ce principe dans des textes indiens et égyptiens vieux de presque quatre mille ans ! Les principes actifs contenus dans le remède homéopathique possèdent des « symptômes » semblables à ceux de la maladie à soigner. Cette ressemblance permet au remède de s'accorder avec les récepteurs de l'organisme souffrant et de canaliser les mécanismes d'autorégulation biologique vers la guérison naturelle.

Une dose infime pour une thérapie globale de la personne

Une substance médicamenteuse à l'état brut ne peut pas soigner. Il faut en utiliser la charge énergétique qui se libère en diluant la matière et en agitant cette dilution. Processus chimique, la dilution permet à la substance de transmettre au solvant (eau et alcool) une partie de l'énergie contenue dans la matière. La dynamisation, ou succussion, est un processus physique ayant pour but d'augmenter l'énergie de la dilution au moyen d'un mécanisme cinétique. Une quantité minime de matière transformée en énergie peut ainsi redonner au malade son équilibre biologique en agissant sur un mode thérapeutique global et non local. Le patient est en effet analysé, puis traité dans son intégralité, à trois niveaux d'activité existentielle : mental, émotionnel et physique.

Cette approche de la maladie est possible parce que le médecin traitant ne se contente pas de noter les signes pathognomiques de l'affection : il étudie, en outre, les symptômes subjectifs du malade, c'est-à-dire tout ce que le patient perçoit à l'intérieur de lui-même et qui traduit sa réactivité particulière à la maladie.

Chaque malade présente des signes singuliers, extraordinaires, caractéristiques, parfois véritablement surprenants. Ils frappent le médecin en raison de leur individualité et lui permettent de prescrire un remède personnalisé sur la base de la loi des semblables. En allopathie, cette individualisation n'a pas lieu et le même médicament est censé guérir toutes les personnes affectées par la même maladie.

L'homéopathie, médecine du dialogue humain

Avec l'homéopathie s'ouvre l'ère du dialogue intime entre médecin et malade, d'une véritable communication entre qui souffre et qui guérit.

Dans ce cadre, le thérapeute prend l'habitude d'interroger à fond son patient et de le laisser s'exprimer librement afin de connaître tous les aspects de sa personnalité : physiologiques, émotionnels et mentaux.

Si vous réussissez à comprendre l'homme, soulignait Kent, vous connaîtrez le malade et sa maladie.

L'anamnèse doit se dérouler sans précipitation et sans limitation stricte au point de vue du temps. Le médecin écoute, observe, interroge, écrit et coordonne.

Il note tous les symptômes, spécialement ceux qui concernent plus précisément le malade en lui-même que la maladie du moment. Le diagnostic de la maladie est remplacé par le diagnostic du remède.

Le médicament est choisi sur la base de la loi des semblables et au terme d'une évaluation hiérarchique des symptômes notés. Il est administré en doses minimes ou infinitésimales.

La thérapie homéopathique poursuit l'objectif de rétablir l'équilibre énergétique de la personne malade au moyen d'un processus accéléré de guérison naturelle.

Leçon II

L'expérimentation sur le sujet sain

1796 : naissance de l'homéopathie

L'homéopathie a été créée par Hahnemann (1755-1843), un médecin allemand qu'on peut véritablement caractériser de « missionnaire » dans l'art de guérir. Chimiste et expert en pharmacologie, il était las de pratiquer la médecine avec les méthodes traditionnelles.
Les médecins de cette époque « marchaient dans l'obscurité, raconte-t-il, prescrivaient sur la base d'hypothèse, traitaient des cas inconnus avec des remèdes qui, s'ils ne provoquaient pas la mort du malade, étaient source de maladies nouvelles et de troubles chroniques » (*Lettre à Hufeland*).
« Pour gagner la confiance du malade, la médecine d'alors utilisait des méthodes qui supprimaient ou masquaient les symptômes de la maladie sans s'intéresser aux causes (méthode palliative). Elle faisait systématiquement ce qu'il ne fallait pas faire (méthode allopathique) en évitant d'observer et d'imiter la Nature, le véritable médecin de tous les maux. » (*Organon*, §§ 52/54).
C'est ainsi qu'un beau jour de l'an 1789, Hahnemann pria tous ses malades de quitter la salle d'attente de son cabinet, en reconnaissant en toute humilité qu'il était incapable de les guérir et qu'il devait recommencer à étudier.
En 1796, il publia le premier résultat de ses recherches : *Essai sur un nouveau principe pour découvrir les vertus curatives des substances médicinales, suivi d'un aperçu des principes admis jusqu'à ce jour.*
L'homéopathie, méthode thérapeutique révolutionnaire, venait de naître.

L'homéopathie naît comme une pharmacologie expérimentale révolutionnaire

Après avoir fermé son cabinet médical, Hahnemann commença à expérimenter certaines substances médicamenteuses sur lui-même, puis parallèlement sur des collaborateurs volontaires, en commençant par l'écorce de *China officinalis* (ou quinquina), que *la Matière médicale* du médecin anglais Cullen signalait comme remède au paludisme. Hahnemann était persuadé que la seule possibilité de découvrir les véritables effets des médicaments était de les expérimenter sur des sujets sains. Lorsque l'on connaîtrait la puissance médicamenteuse d'une substance naturelle, on pourrait l'utiliser pour soigner des malades présentant des états et symptômes similaires à ceux apparus lors des expérimentations sur sujets sains.

Dès la première expérience, les résultats furent surprenants. Les doses de quinquina absorbées par Hahnemann provoquèrent chez lui des symptômes de type paludisme. S'il arrêtait d'en prendre, les symptômes disparaissaient. Il s'agissait d'une découverte révolutionnaire.

Les maladies artificielles provoquées chez les sujets sains par un remède précis pouvaient être soignées sur la base de la loi des semblables. Il était enfin possible de manipuler un médicament en connaissant parfaitement ses effets et sans prendre aucun risque, ce qui n'avait jamais été le cas jusqu'alors.

On donna à ce type d'expérimentations le nom global de pathogénésie (« remonter à la source des causes d'une maladie pour en provoquer l'évolution ») ou *provings* (essais). Les symptômes communs apparus au cours de l'expérimentation d'une même substance sur des sujets différents furent appelés « cadres pharmacologiques ».

Ces expérimentations furent ensuite rassemblées dans la première *Matière médicale homéopathique pure* : elle comprenait 101 médicaments, dûment expérimentés par Hahnemann et soixante-quatre de ses collaborateurs sur une période de cinquante ans.

Hahnemann, un expert en pharmacologie à l'esprit clairvoyant

L'expérimentation pathogénique sur le sujet sain représente encore de nos jours la seule possibilité de protéger le médecin contre d'éventuelles erreurs thérapeutiques provoquées par une connaissance insuffisante, voire une ignorance des effets d'un médicament.

Les essais d'une substance pharmaceutique sur un animal ne sont pas fiables en raison du manque d'affinité organique et cellulaire. De plus, les résultats varient selon les espèces. En outre, il manque une chose essentielle à l'animal : la parole. Il ne pourra jamais décrire les symptômes subjectivement perçus.

L'expérimentation sur une personne malade ne fournit pas de renseignement univoque sur la puissance pharmacodynamique des médicaments. Les résultats en sont toujours altérés car les symptômes de la maladie se mélangent avec ceux du médicament pour former un tableau ambigu et difficile à interpréter.

L'objectivité demeure inaccessible du fait de l'altération des conditions (parabiose). La réactivité nerveuse étant compromise, les réponses aux stimuli pharmacodynamiques ont tendance à s'inverser.

Les nombreux avantages de l'auto-expérimentation

Hahnemann était convaincu que les expérimentations présentaient des avantages incomparables pour le médecin. Il affirmait que le médecin ne pouvait être absolument certain de ses prescriptions que lorsqu'il avait expérimenté sur lui-même les effets des substances médicamenteuses qu'il entendait utiliser pour guérir ses patients.
Seul l'auto-expérimentateur sait avec précision ce qui s'est passé car il l'a ressenti dans son propre corps après avoir ingéré des substances médicamenteuses alors qu'il était en bonne santé. Il est le seul à connaître vraiment la potentialité d'un médicament.
Hahnemann parvint ainsi à convaincre que l'action curative d'une substance résidait dans sa capacité de produire les symptômes d'une maladie artificielle chez un sujet sain.
Il démontra que l'on pouvait soigner un malade avec exactitude en comparant ses symptômes avec les tableaux pathogéniques présentés dans *la Matière médicale homéopathique pure*.
Le médecin ne se contente plus alors de connaître les médicaments, mais il apprend à se connaître lui-même en analysant ses propres symptômes pathogéniques. La conséquence : une implication plus forte et plus consciente dans la recherche pharmacologique et dans l'étude clinique.
A noter au passage : ces maladies artificiellement provoquées ne nuisent absolument pas à l'organisme. Elles contribuent au contraire à le renforcer et l'aident à affronter les agressions morbides.

Les modalités des expérimentations

Dans *l'Organon*, Hahnemann a exposé les modalités de l'expérimentation pathogénétique.

1. Il convient de choisir un sujet en bonne santé, n'ayant pas été affecté auparavant par des maladies organiques. Il doit être d'autre part dépourvu de préjugés : en cas contraire, sa manière de noter les sensations, perceptions et symptômes risquerait de manquer d'objectivité et de précision.

2. Il est nécessaire de disposer d'observations émises par de nombreux sujets des deux sexes et de constitution différente.

3. On préférera les sujets qui, non contents d'être sains, présentent une sensibilité particulière à la substance expérimentée.
   Toutes ces mesures permettent d'obtenir une grande quantité de symptômes de divers types, somatiques et psychiques. Chez le sujet sensible, l'action du médicament expérimenté aboutit à des résultats allant au-delà de l'action pharmacodynamique habituelle.

Cette exposition précise du mode d'expérimentation ouvrira la voie, après Hahnemann, à d'intéressantes recherches biotypologiques. L'étude de la constitution et du tempérament d'un sujet facilitera sensiblement la détermination du simillimum dont la découverte représente souvent une recherche laborieuse.
Hahnemann fournit d'autres indications très minutieuses sur la préparation de la substance à expérimenter et sur le régime à suivre pendant l'expérimentation. Il s'agit d'un régime modéré, le sujet devant éviter les efforts physiques exagérés ainsi que le stress psychique, les excès et les passions désordonnées.
L'expérimentateur doit être pleinement conscient du caractère sérieux de l'expérience et être capable d'enregistrer les symptômes sans en privilégier aucun au détriment des autres. Il doit avoir l'esprit clair et être parfaitement sincère. Les indications sur les dilutions correctes des substances utilisées revêtent une importance capitale, afin qu'elles puissent modifier l'énergie vitale du sujet et provoquer les effets pathogéniques recherchés.
Il existe trois possibilités :

1. Une substance qui, à son état naturel, ne stimule que faiblement la force vitale, devra être expérimentée en dilution moyenne à haute.
   C'est le cas, par exemple, de *Carbo vegetabilis*, de *Lycopodium clavatum*, de *Silicium*, de *Graphites* et de *Alumina*, des substances inertes ou à l'action minime lorsqu'elles sont à l'état brut.
   Pour troubler la force vitale et provoquer des maladies artificielles, ces substances seront utilisées à partir des dilutions **moyennes** (7CH et 9CH), pour passer ensuite aux dilutions **élevées** (de la 15CH à la 30CH, et même à la 200CH).

2. Une substance qui, à l'état naturel, peut agir sur la force vitale au point de provoquer des troubles toxiques et des lésions, ne peut être expérimentée qu'à **hautes** dilutions. Par exemple, *Mercurius* et les autres sels de mercure solubilis.

3. Une substance qui, à l'état naturel, provoque un déséquilibre s'exprimant par des symptômes fonctionnels, sera expérimentée à **basse** dilution (jusqu'à 6CH) et même sous la **forme crue**. Par exemple, *Cicuta, Ipeca, Lobelia, Tabacum.*

Les substances utilisées dans le cadre des pathogénésies doivent être administrées avec modération. Il est important d'obtenir des effets non lésionnels, ni violents, ni chaotiques ou ambigus, mais facilement évaluables.

Si la première dose ne fait aucun effet, ou un effet peu clair, il faudra administrer une dose plus puissante le deuxième jour, et encore plus forte le troisième jour, si le tableau demeure inchangé.

Pour obtenir un résultat « pur », au moins en ce qui concerne la succession des symptômes, il est préférable d'attendre un résultat pendant quelques semaines avant de répéter l'administration de la dose.

Selon Hahnemann, une des meilleures méthodes d'expérimentation consiste à absorber une substance pendant quelques jours de suite, à raison de 4 à 6 granules à une dilution de 30CH, dans un peu d'eau et à jeun.

Si les effets sont trop faibles, on peut les accentuer en ajoutant quelques granules par jour, jusqu'à ce que l'on note une réaction sensible de l'organisme.

Une autre règle consiste à espacer les doses et à diluer ultérieurement le médicament d'une fois sur l'autre, de façon à obtenir des puissances très élevées.

Les substances médicinales, soulignait Hahnemann, ne peuvent développer toutes leurs propriétés que lorsqu'elles ont été portées à un haut degré de dilution au moyen de la trituration, de la dilution et de la dynamisation. Cette méthode de manipulation relativement simple permet d'extraire le maximum d'énergie de la puissance latente qui repose dans la matière brute (*Organon*, V, § 128, éd. 1833).

Il n'est cependant pas toujours facile d'observer des règles précises.

Il est nécessaire de mettre à profit toute l'expérience acquise, mais l'homéopathie n'est-elle pas la médecine de l'expérience ?

Leçon III
La similitude des symptômes

Le semblable avant Hahnemann

La loi de similitude n'est pas une nouveauté en médecine, et comment pourrait-il en être autrement, étant donné qu'il s'agit d'une loi naturelle et immuable. Elle n'est pas un produit artificiel de l'esprit mais découle de la recherche des ressources naturelles pratiquée par l'être humain dès ses origines.
On trouve trace de son application en médecine dès l'Antiquité, dans des textes indiens et égyptiens.
Il s'agit de pratiques rudimentaires qui nous paraissent bien naïves à présent, comme l'administration d'une tête de poisson contre le mal de tête ou d'yeux de cochon pour guérir la vue. En réalité, des recettes tout aussi primitives se retrouvent encore au XIXe siècle en Europe...
Le médecin grec Hippocrate de Cos (460-377 av. J.-C.), père de la médecine occidentale, fut le premier à expérimenter deux techniques thérapeutiques opposées, à savoir :

1. La thérapie des « contraires ». Si, par exemple, un individu tombe malade parce qu'il a pris froid, il faut lui donner tout ce qui réchauffe.
2. La thérapie des « semblables ». Si une substance provoque la toux, par exemple, il est possible de guérir ce mal par la même substance. Cette technique est la plus proche des méthodes employées par la nature, apte à guérir par elle-même les maladies affectant les êtres vivants.

Paracelse (1494-1514), médecin et philosophe suisse, anticipa en partie les théories de Hahnemann : il plaça au premier plan la thérapeutique des semblables et la nécessité de connaître la physionomie morbide du malade dans son intégralité. Il soutenait qu'il était nécessaire d'émettre un diagnostic en se basant sur le remède et non sur la maladie, et désignait les affections des

patients non avec le nom de la maladie, mais avec celui de la substance médicamenteuse dont l'intoxication ressemblait à celle de la maladie. Cela revient, par exemple, à dire que le patient a une maladie appelée *Natrum muriaticum* (remède dont le patient a besoin). En pleine polémique contre la polypharmacie palliative, Paracelse prescrivait un seul et unique remède. La thérapie de chaque malade devait être individualisée, dans la mesure où chacun était différent des autres. De même, il n'existait pas pour lui un seul type de colique ni de toux, etc.
Pour soigner la même maladie, on doit en effet souvent recourir à divers remèdes, en raison de la différence qui existe entre les malades. Si l'on administre le même médicament à différentes personnes, on constatera que les effets ne sont pas les mêmes chez tous les patients, chacun réagissant au mal à sa manière.
Paracelse fut le précurseur de la technique des doses infinitésimales dans lesquelles est concentrée la « quintessence » du médicament, après un processus de transformation de matière brute en fluide. Il introduit comme unité de base la « karène », égale à la vingt-quatrième partie d'une goutte.

Le semblable chez Hahnemann

Hahnemann élabora le principe des semblables non pas par un trait de génie mais au terme d'une longue approche systématique, après avoir longtemps cherché, expérimenté et réfléchi. Hahnemann disposait d'une culture encyclopédique. Il comprenait le grec, le latin, l'anglais, l'italien et le français ; il se passionnait pour la chimie ; il connaissait à fond la tradition médicale depuis Hippocrate et avait étudié en détail les œuvres des grands médecins du XVIIe et du XVIIIe siècles.
Il soutenait que la médecine ne devait pas s'éloigner d'un pouce de l'observation et de l'expérience.
Il s'opposait ainsi à la théorie des contraires dont s'inspirait la médecine traditionnelle depuis des siècles et qui domine encore à notre époque.
Dans l'introduction de *l'Organon*, après un bref et néanmoins minutieux examen de la médecine dominante, allopathie et cures palliatives de la vieille école, Hahnemann s'exprime en ces termes : « La véritable méthode pour guérir consiste à satisfaire le principe *Similia similibus curentur* (« Les semblables sont guéris par les semblables »).
« [...] Pour obtenir une guérison douce, rapide, sûre et durable, il est nécessaire de choisir pour chaque cas morbide un médicament capable de provoquer une maladie similaire à celle que l'on veut combattre !
« [...] Jusqu'à présent, personne n'a enseigné ou pratiqué cette méthode homéopathique ! », concluait-il avec orgueil.

Hahnemann, théoricien et clinicien

Ne se limitant pas à des affirmations théoriques et à la recherche scientifique, Hahnemann s'impliqua également à fond dans les consultations et l'enseignement. Il n'exposait toutefois ses convictions qu'après les avoir confirmées à plusieurs reprises à l'aide des données expérimentales.
Les propositions développées par le maître étaient au nombre de quatre.

1. La similitude des symptômes, fondement de la doctrine.
2. L'individualisation du malade et de son remède.
3. La prescription d'un seul remède simple en une fois.
4. Le choix du dosage du remède, le moins élevé possible.

A partir de ces bases expérimentales, l'usage de l'homéopathie se répandit progressivement dans le monde entier.

Le similaire dans son application pratique

La similitude des symptômes est comme un pont jeté entre deux séries de facteurs qui doivent être conciliés par le médecin.

1. D'un côté, il lui faut examiner un ou plusieurs remèdes expérimentés sur des personnes saines et sensibles.
   Chacun d'eux est caractérisé par des symptômes bien particuliers se manifestant sur le plan psychique, l'ensemble du physique, ou sous forme de troubles localisés.
2. De l'autre côté, le médecin est confronté à un malade présentant des symptômes morbides liés à une maladie déterminée.

Le médecin connaît les signes et les symptômes que chaque substance est à même de produire chez un sujet sain et de guérir chez un malade.
Une expérimentation biséculaire est à sa disposition, prête à être consultée (*Matières médicales pures* et *Matières médicales cliniques*). Le médecin sait aussi se reporter au *Répertoire*, qui facilite la recherche des symptômes du malade et des remèdes qui correspondent à ces symptômes.
Il doit comparer la pathogénésie d'un ou de plusieurs remèdes avec l'anamnèse fournie par le malade et son propre examen objectif du patient.
Il doit distinguer les symptômes apparemment similaires de deux ou de plusieurs remèdes pour parvenir à choisir un médicament correspondant le plus possible aux symptômes de l'affection en cours, ou la reproduisant avec le maximum de fidélité (ce médicament est appelé « simillimum », le plus similaire).

Diagnostic de remède et non de maladie

Le médecin doit donc opérer un diagnostic de remède personnalisé, au lieu de déduire l'existence d'une maladie à partir d'un schéma livresque indépendant de la personnalité du malade.
En effet, Hahnemann comparait les maladies à des nuages qui ne portent jamais de noms individuels.
Il ne s'agit donc pas ici de chercher une ressemblance entre deux maladies, une naturelle (pneumonie, bronchite, hépatite, etc.) et une autre artificielle, mais bien entre des symptômes et des groupes de symptômes similaires.
Il convient de confronter entre eux les symptômes qui caractérisent le plus la physionomie individuelle du patient et du remède.
La symptomatologie doit toujours être personnalisée.
Les symptômes doivent être qualifiés au moyen de modalités précises, c'est-à-dire avec des signes étiologiques qui décrivent les circonstances d'aggravation et d'amélioration des symptômes eux-mêmes.
L'homéopathe notera ainsi des symptômes communs, génériques, souvent banaux, mais chacun d'eux portera un nom : celui du malade et du remède.
Il pourra alors soigner une personne concrète à l'aide d'un remède bien spécifique et personnel, et non sur la base d'une maladie abstraite coïncidant avec un schéma figé sur papier.

Un exemple : Atropa belladona

Comment effectuer un diagnostic du remède et non de maladie ?
Examinons par exemple la pathogénésie d'une substance pharmaceutique bien connue, *Atropa belladona*, une plante herbacée de la famille des Solanacées qui contient un alcaloïde principal, l'atropine. La plante toute entière est vénéneuse, en particulier les racines et les baies.
Son nom dérive d'Atropos, une des trois Moires (divinités grecques du destin), qui coupe le fil de la vie et détermine la mort, alors que *belladona* se réfère aux « belles dames » vénitiennes qui se servaient de cette plante pour agrandir leur pupille et augmenter ainsi l'éclat de leurs yeux.

Pathogénésie de la belladone

La belladone provoque de nombreux symptômes chez l'expérimentateur, et ce à tous les niveaux. Chaque tableau morbide présente un certain nombre de symptômes dont l'apparition varie selon des modalités caractéristiques du remède.

Symptômes : apparition rapide et brutale d'une fièvre élevée, délire, cauchemars, prostration, congestion vasculaire, céphalée de tout type, hypersensibilité, photophobie, spasmes, douleurs viscérales, hémorragie, crises épileptiques ; le pouls est plein, rapide et nerveux ; les muqueuses sont sèches ; la langue est d'un rouge brillant, les papilles couleur framboise.
Modalités :

a) aggravation : en position couchée sur le dos, avec l'air froid, les bruits, les secousses, la lumière ; après quinze heures, le soir ;

b) amélioration : dans une pièce chaude, avec le repos, en couchant le malade avec la tête surélevée par rapport au corps.

Examen d'un malade

Le malade est en proie à une fièvre élevée, il délire, son pouls est plein et nerveux. Il paraît très agité.
Pour le soulager, ses proches lui ont placé un coussin en dessous des épaules ; la chambre est dans la pénombre.
Le visage est rouge et chaud ; le regard est brillant ; les pupilles dilatées ; la bouche sèche ; la langue couleur framboise.
Le corps est secoué de spasmes viscéraux, réactivés par le moindre stimulus tactile. Il sue énormément. La tête est chaude, les pieds sont froids.

Comment réussir à déterminer le remède simillimum ?

Les symptômes sont nombreux et précis, mais ce serait une erreur de prescrire un remède de façon mécanique.
Il convient de procéder méthodiquement, en confrontant les symptômes du malade à certains remèdes de la *Matière médicale* dont les symptômes seront le plus similaire possible à ceux constatés.

1. Commençons par le symptôme le plus évident : une fièvre intense, élevée. Le *Répertoire* de Kent (*FEVER - INTENSE heat*) énumère p. 1287 cinquante-deux remèdes ; parmi eux, on en relève onze, *Belladona* comprise, qui sont notés au troisième degré (le plus élevé par ordre d'importance).

2. Autre symptôme : une fièvre accompagnée de délire (*FEVER - INTENSE heat - delirium, with*). Les remèdes ne sont plus qu'au nombre de vingt, dont six au troisième degré. *Belladona* est encore présente au troisième degré, mais en compagnie d'*Arsenicum album,* de *Natrum muriaticum,* d'*Opium,* de *Pulsatilla* et de *Stramonium.*

3. Répertorions à présent les autres symptômes : agitation ; congestion sanguine ; sueur chaude, spécialement sur le visage ; pupilles midriatiques ; papilles linguales rouges, hypertrophiées ; muqueuses sèches ; pieds froids.
4. Répertorions ensuite les modalités : aggravation en position couchée ; avec la lumière ; avec le bruit ; lorsque le corps est secoué ou même touché ; amélioration lorsque la tête est relevée par rapport au corps.

Belladona est le remède simillimum.
Quel enseignement peut-on tirer de cet exemple ?
Les symptômes, seuls, s'avèrent insuffisants ; ils doivent être accompagnés des modalités ou propriétés qui les caractérisent.
Les modalités ne sont pas les symptômes eux-mêmes, mais une qualification de ces symptômes. Elles sont toujours individuelles. Les circonstances d'aggravation et d'amélioration sont d'une importance particulière.
Il existe des modalités psychiques, de temps, de lieu et de position ; des modalités liées au repos ou au mouvement et aux actes physiologiques.
Dans le cas que nous venons d'examiner, les symptômes s'étendent à l'organisme tout entier et sont analogues aux symptômes pathogéniques de *Belladona.*
Une bonne contribution au diagnostic est livrée par les modalités d'aggravation (froid, position sur le dos, bruits, lumière, secousses, toucher, mouvement) et d'amélioration (couché avec la tête soulevée par rapport au corps).

Le simillimum et le simile

Le simillimum correspond à une similitude de symptômes presque totale.
Il comprend les symptômes psychiques et physiques, généraux et locaux, avec leurs modalités individuelles.
Il englobe le passé et le présent du malade, sa constitution et son tempérament.
Comment le distinguer ?
Hahnemann a écrit qu'« il fallait prendre en considération la constitution physique du malade, spécialement s'il s'agit d'un cas chronique ; observer la manière dont s'expriment son caractère et son esprit, ses occupations, son mode de vie, ses habitudes, ses relations sociales et familiales, son âge et son sexe, [...] ». (*Organon*, V éd., § 5).
Le simillimum agit sur l'intégralité du désordre énergétique du malade et est apte à entraîner, à lui seul, une guérison totale.
Il agit à tous les niveaux du patient.
Il sera prescrit à une dose élevée.
En revanche, le simile est un remède qui ne couvre qu'une similitude partielle.

Il correspond à un état pathologique précis, aux maladies d'un appareil ou d'un système, ou à des troubles vasomoteurs avec signes sympathiques ou végétatifs périphériques.
Il agit sur les perturbations au niveau d'un tissu ou d'un organe.
Il s'agit d'un remède à action limitée, un remède mineur ; ou encore d'un polychreste (remède à large spectre) qui agit directement sur un tissu ou sur un organe.
On le prescrit en basse ou en moyenne dilution.
Sa tâche consiste à intervenir aussitôt sur un symptôme bien circonscrit ou sur un syndrome clair et précis.
Par exemple, le remède *Sanguinaria* soigne la migraine de droite, *Spigelia* celle de gauche, *Cuprum metallicum* soulage les crampes et les spasmes douloureux aggravés par le froid et par la nuit, *Kreosotum* est un bon remède contre les caries dentaires.
L'action thérapeutique se limite au cadre couvert par la similitude. Le simile ne peut entraîner la guérison énergétique du malade, étant donné que son action n'est pas axée sur la remise en équilibre de la force vitale. Le simile a toutefois une fonction importante.
Lorsque le simillimum ne peut être trouvé à cours terme et que le malade ne peut attendre, le simile a au moins l'avantage d'alléger ses souffrances sans pour autant lui nuire.
Il s'agit donc d'un remède providentiel pour celui qui recourt à l'homéopathie afin d'éviter les dégâts causés par les produits pharmaceutiques.
Souvent, on alterne un similaire avec un autre similaire complémentaire, semblable ou opposé.
« Dans les cas chroniques, selon P. Schmidt, on utilise rarement un seul remède pour obtenir une guérison totale. Il est donc important de bien connaître les relations médicamenteuses. Le choix du nouveau remède aura lieu en accord avec la loi des semblables. » (*Les relations médicamenteuses*, 1931).
Cette association en alternance de deux remèdes différents, dans le but de « couvrir le cas », sont caractéristiques du « pluralisme », une solution de rechange à utiliser lorsqu'il est impossible de prescrire un remède unique (« unicisme »).

Comment peut-on comprendre si une similitude est partielle ou totale ?

Prenons un autre exemple : *Silicea.*
Les symptômes suivants se présentent chez un patient :

1. Hypersensibilité au froid, même lorsqu'il fait de la gymnastique.
2. Désir d'aliments froids.

3. Amélioration avec le chaud sec.
4. Tendance à la suppuration chronique.
5. Rhinopharyngite à répétition liée à la déminéralisation.

Jusqu'ici, on a affaire à une similitude **partielle**.
Mais en continuant, on trouve :

6. Tendance aux idées fixes, obsessions d'épingles.
7. Faiblesse physique unie à une grande ténacité psychique.
8. Crainte de faillir intellectuellement, suivie d'un réel succès.
9. Aggravation avec la consolation.
10. Amélioration lorsqu'on entoure la tête avec un linge chaud.
11. Sensation de froid glacial avant et après les menstruations.
12. Asthénie irritable après le rapport sexuel.
13. Ongles avec taches blanchâtres, fragiles.
14. Sudation abondante de toute la tête, ainsi que des pieds.
15. Céphalées chroniques qui s'améliorent en fermant les yeux et avec la chaleur.

Nous avons à présent une similitude **totale**.

Leçon IV
Le choix du remède

Connaissance des symptômes pathogéniques et cliniques

La connaissance des effets pathogéniques des substances expérimentées et les symptômes caractéristiques du malade constituent la plate-forme sur laquelle on s'appuie pour individuer le remède simillimum.
Les effets pathogéniques sont notés dans les *Matières médicales*, dont les principaux auteurs sont les suivants: Allen H.C., Allen T. F., Charette C., Clarke J.H., Chiron P., Guermonprez M. et A.A., Duprat H., Espanet A., Farrington F.A., Farrington E.A., Hahnemann S., Hering C., Hodiamont G., Jouanny J., Kent J.T., Latoud J.A., Nash E.B., Reckeweg H.H., Tetau M., Tyler M.L., Vannier L., Voisin H., Zissu R.
La connaissance du malade s'obtient en annotant les symptômes caractéristiques de sa réaction à la maladie: symptômes psychiques (mentaux et émotionnels), symptômes généraux dans leurs diverses catégories, symptômes étiologiques et symptômes locaux-régionaux.
Les symptômes sont ensuite sélectionnés, évalués et rangés par ordre hiérarchique, selon l'importance que le médecin leur attribue dans sa recherche de la maladie. Il n'est pas nécessaire d'en conserver beaucoup, mieux vaut conserver ceux qui sont essentiels et d'une valeur particulière, leur nombre variant généralement entre six et dix.
La somme de ces symptômes de valeur essentielle a été définie comme « le minimum des symptômes de valeur maximum » (J. Weier). Ce syndrome minimum de valeur maximum guidera le thérapeute vers un nombre très restreint de remèdes similaires, parmi lesquels il choisira le plus similaire d'entre eux, le simillimum.
Lors de la détermination du remède simillimum, il convient d'opérer à deux niveaux de recherche et d'évaluation.
Le premier est celui des signes pathognomoniques (de *pàthos*, souffrance et *nòmos*, signe indicateur) : indicateurs de la maladie, ils en précisent les carac-

téristiques génériques mais ne disent rien ou pratiquement rien sur le malade. Ils mettent en évidence le «résultat» anatomopathologique de la maladie, mais ne trahissent rien du déséquilibre et du désordre interne qui sont à l'origine du mal.

Aucun médecin ne pourra effectuer une prescription homéopathique sur la seule base des rapports anatomopathologiques de la maladie. Il lui manque les symptômes subjectifs et la connaissance de l'unité biologique du malade, lesquels sont des éléments essentiels pour procéder à une thérapie globale de l'être humain.

Pour Kent, tout ce qui est de type pathognomonique est commun et inutile. On peut le rencontrer chez tous les malades.

Hahnemann est moins rigide à cet égard : il cherche à évaluer, entre tous les signes pathognomoniques, ceux qui donnent des indications sur une prédisposition aux maladies chroniques. De cette manière, il sera plus aisé de délimiter la maladie dans son terrain diathésique, génétique et dans son milieu ambiant.

Le second niveau de recherche concerne les symptômes subjectifs, c'est-à-dire les troubles perçus par le patient. Kent leur accordait une extrême importance et les définissait comme « le langage de la nature qui parle au médecin expert ».

Ces symptômes peuvent être décrits par le patient au cours d'un interrogatoire qui doit être le plus précis possible. Hahnemann conseillait de procéder de la manière suivante :

- individualiser chaque cas de maladie ;
- laisser parler le malade sans l'interrompre, jusqu'à ce qu'il estime avoir tout dit ;
- noter les symptômes avec les mots et expressions utilisés par le patient lui-même ;
- lorsque cette exposition est terminée, demander des informations plus précises en prenant un à un les symptômes décrits ;
- éviter tout comportement qui puisse influencer le discours authentique du patient.

Cet examen individuel requiert de la part du médecin une parfaite impartialité, une bonne capacité de perception, une observation attentive et une reproduction fidèle de l'autoportrait tracé par le patient.

Hahnemann soulignait qu'il était particulièrement important, dans ce contexte, de relever soigneusement les expressions à travers lesquelles le malade s'efforçait de faire comprendre ses souffrances.

Seul le médecin capable de recueillir les symptômes les « plus pénibles pour le patient, les plus marquants et les plus constants » sera en mesure de trouver le remède approprié.

Usage du répertoire de Kent

La symptomatologie homéopathique ainsi que les remèdes employés sont complexes. Pour faciliter la recherche du simillimum, il importe d'associer la connaissance de la *Matière médicale* à celle du *Répertoire*, dictionnaire des symptômes et des remèdes qui leur correspondent.
On utilise souvent le *Répertoire* de Kent, vieux de plus d'un siècle mais toujours d'actualité, réputé pour sa précision et sa structure transparente facilitant le processus de mémorisation.
Cet ouvrage est employé de deux manières :

– comme guide pour l'interrogatoire devant se dérouler selon un certain ordre logique, en tant que méthode d'exploration pour découvrir aussi bien la symptomatologie pathogénique des remèdes homéopathiques que les symptômes cliniques notés lors de l'examen du patient ;
– comme guide lors de la sélection et du choix final du remède simillimum. Le médecin y parviendra en confrontant les symptômes pathogéniques et les symptômes cliniques, ainsi qu'en sélectionnant les symptômes essentiels et en les classant par ordre hiérarchique.

Le *Répertoire* est divisé en chapitres, nommés sections, qui énumèrent par ordre alphabétique les symptômes pathogéniques et cliniques de la sphère psychique (*Mind*), les symptômes généraux (*Generalities*) et les symptômes locaux subdivisés par organe et par fonction.
A l'intérieur de chaque chapitre ou section, le *Répertoire* est sous-divisé en rubriques et sous-rubriques des symptômes principaux et secondaires. A chaque symptôme, ainsi qu'à ses différentes caractéristiques, correspond la liste alphabétique des remèdes correspondants.
La disposition est la suivante :

1. Rubriques, ou symptômes principaux, énumérés par ordre alphabétique pour des raisons pratiques. Chaque symptôme est défini par un nom précis, par exemple, *Irritability* (Irritabilité). Lorsque le développement de la pathogénésie le consent, la rubrique s'articule du général vers le particulier.
2. Latéralité, parfois divisée en droite et gauche.
3. Horaire, par ordre chronologique du matin jusqu'à la nuit. Pratiquement toujours indiqué.
4. Sous-rubriques concernant les modalités d'aggravation et d'amélioration ; les conditions, les circonstances et les causes du déclenchement de la maladie.
5. Extension et sous-extension éventuelle d'un symptôme.
6. Localisation d'un symptôme, selon le même schéma, de 1 à 5.

Voici un exemple de l'étude d'un symptôme : maux de tête :

1. Section : tête.
2. Rubrique : maux de tête en général.
3. Sous-rubrique : horaire (matin).
4. Sous-sous-rubrique : en se levant.
5. Sous-rubrique : s'aggrave lorsque l'on agite la tête.
6. Sous-rubrique : s'améliore lorsque le patient est couché.
7. Sous-rubrique : localisation au niveau du front.
8. Extension : irradiation sur le côté droit.

Les remèdes sont imprimés en trois types de caractères typographiques afin de souligner le degré de fiabilité pathogénique.

• Du troisième degré, en égyptienne (majuscule). Il s'agit des symptômes amplement expérimentés chez les sujets sains ; pratiquement tous les expérimentateurs les ont présentés. Leur présence a été confirmée en clinique.
Les symptômes du troisième degré sont parfaitement éprouvés.

• Du deuxième degré, en italique ; amplement expérimentés, mais peu de sujets les ont présentés. Les symptômes du deuxième degré sont peu sûrs.

• Du premier degré, en romain : seul un petit nombre de sujets isolés ont présenté ces symptômes, qui ne sont donc pas fiables.

Classement hiérarchique et choix du remède

Le choix du remède présuppose une sélection et un classement préalable des symptômes, c'est-à-dire une énumération par ordre d'importance des signes qui caractérisent un terrain morbide.
« Lorsque l'on recherche un remède spécifique, écrit Hahnemann, on doit comparer l'ensemble des signes de la maladie naturelle à la série de symptômes des médicaments à disposition afin de trouver parmi eux une puissance médicamenteuse similaire au mal qu'il convient de guérir. Il faut alors choisir les signes et les symptômes qui impressionnent le plus, les plus extraordinaires, les plus spécifiques et les plus particuliers (caractéristiques) du cas morbide. » (*Organon*, VI éd., § 153).
Bien qu'il ait souligné la valeur primordiale des symptômes psychiques et qu'il ait accordé une place privilégiée aux signes étiologiques, Hahnemann

n'a jamais établi une hiérarchisation absolue entre les symptômes. Comme nous l'avons déjà évoqué, Hahnemann attribuait également une certaine importance aux signes pathognomoniques lorsqu'ils étaient bien caractéristiques, intenses et nets. Ceci est fort compréhensible, dans la mesure où il ne séparait jamais les symptômes de la maladie de ceux du malade.

En revanche, Kent est un ardent défenseur de cette séparation et à l'origine d'un mouvement thérapeutique indépendant (kentisme) quant à la technique de soigner le similaire avec le similaire.

Kent place au premier plan les symptômes psychiques et les généraux, tout en privilégiant les premiers.

Lorsque par exemple, un individu éprouve une véritable aversion pour la vie et pense régulièrement au suicide, ce symptôme sera placé au sommet de la liste. Selon Kent, il imprègne l'organisme tout entier et tous les autres symptômes en sont marqués. Il est ainsi considéré comme la source première d'où proviennent tous les troubles, mentaux et physiques, du malade.

La nouveauté dans le discours de Kent consiste à avoir voulu interpréter et évaluer l'ensemble des symptômes d'une manière plus qualitative que quantitative. Il en résulte que les symptômes psychiques prévalent sur les physiques, et les généraux sur les locaux.

Kent accorde une importance particulière aux signes anormaux, bizarres, originaux et insolites. Tout en étant parfois irrationnels et inexplicables, ces symptômes dévoilent des traits caractéristiques du malade.

C'est d'ailleurs cette optique que révèlent les ouvrages des auteurs anglo-saxons, lesquels soulignent l'importance essentielle des symptômes-clés ou *key-notes*: il s'agit de signes caractéristiques qui n'ont parfois aucun rapport évident avec la maladie, mais dont l'individualité permet de trouver presque immédiatement le remède simillimum.

Critères de hiérarchisation des symptômes

Une bonne hiérarchisation dépend de la capacité d'établir une relation entre les symptômes actuels du malade et les signes « historiques » ou anciens qui apparaissent dans l'histoire de sa maladie. Chaque patient présente de tels signes, qu'il s'agisse d'une certaine manière de penser et d'agir, et donc de réagir à la maladie suivant des modalités dictées par la constitution, ou qu'il s'agisse de son tempérament et de sa prédisposition à tomber malade, bref du « terrain » sur lequel est née et se maintient une pathologie déterminée.

De nombreux schémas sont proposés en vue d'établir une bonne hiérarchisation, mais l'ordre de classement suivant est l'un des plus recommandés.

1. Symptômes étiologiques ou lien causal.
2. Symptômes généraux mentaux ou psychiques.

3. Symptômes généraux liés aux cinq sens.
4. Symptômes généraux liés au climat.
5. Symptômes généraux liés à l'environnement.
6. Symptômes généraux portant sur les désirs et les aversions alimentaires.
7. Symptômes relatifs au sommeil et aux songes.
8. Symptômes concernant la pathologie sexuelle.
9. Symptômes relatifs aux excrétions et aux sécrétions.
10. Symptômes locaux, communs, particuliers.
11. Symptômes étranges, rares et atypiques (symptômes-clés ou *key-notes*). Le degré hiérarchique dépend de leur importance lorsqu'ils sont placés dans le contexte de l'ensemble des symptômes.

Symptômes étiologiques ou lien causal

Ils sont souvent placés au sommet du classement lorsqu'ils sont accompagnés de modalités nettes.
Il convient toutefois de bien opérer la distinction entre cas chroniques et cas aigus.
Dans les maladies aiguës, l'évaluation est plus facile et plus fiable, puisque les signes peuvent être observés de manière quasi objective.
Les maladies chroniques doivent être abordées avec beaucoup plus de retenue.
Le patient n'est pas toujours crédible, dans la mesure où il peut ne pas bien se souvenir ou mal interpréter ses problèmes pour toute une série de motifs liés à sa vie personnelle ou à l'environnement.
En bon pathologiste qu'il était, Hahnemann a commencé à aborder le thème de la causalité des maladies dans l'*Organon* (§ 4/5/93/94/95), pour l'approfondir ensuite dans son *Traité des maladies chroniques*.
A travers sa propre expérience clinique, il avait constaté la difficulté, voire l'impossibilité de soigner certains cadres morbides sur la base de la symptomatologie du moment.
« On n'a sous les yeux, disait-il, qu'une partie d'un mal primitif situé en profondeur dont la vaste extension apparaît avec de nouvelles maladies qui surgissent de temps en temps. [...] Il est donc nécessaire de connaître l'entière extension de tous les troubles et symptômes caractéristiques du mal originel inconnu [...] pour le vaincre et le guérir dans toute son extension et ses ramifications, c'est-à-dire dans toutes ces parties qui donnent naissance à différentes maladies. » (*Traité des maladies chroniques*, § 21).

Les symptômes étiologiques sont contenus dans diverses sections et rubriques qui doivent être connues.
Il existe un grand nombre de symptômes étiologiques de facteurs psychogènes recueillis dans la section *Mind* (symptômes mentaux, psychiques). Ils vont de la colère aux mauvaises nouvelles, de l'excitation émotive au chagrin d'amour, de l'hypersensibilité aux bêtises de toutes sortes et au travail intellectuel.
Dans les rubriques comprises dans la section *Generalities* (symptômes généraux), Kent prend en compte les étiologies provenant d'une série de facteurs très différents, à savoir :
- facteurs traumatiques, toxiques et alimentaires, alcools compris ;
- suppression de symptômes, comme de la sueur ;
- abstinence (tabac, sexe, etc.) ;
- perte et trouble du sommeil ;
- perte de liquides (hémorragie, sueur, vomissement, allaitement) ;
- excès sexuels, débauche nocturne ;
- issues de maladie ;
- facteurs miasmatiques ou prédisposant à la chronicité, comme la psore, la sycose et la syphilis.

Les symptômes psychiques

Les symptômes psychiques (*Mind*) sont classés après les étiologiques et on leur accorde la même importance qu'à ces derniers s'ils sont véritablement pathogéniques (certains se retrouvent à haute dilution dans les pathogénésies). Il importe que le symptôme mental ne soit pas celui qui caractérise normalement le sujet examiné et indique le type de sensibilité dont le sujet fait généralement preuve envers son environnement.
Le thérapeute s'intéressera seulement aux symptômes qui témoignent d'une manière claire, précise et catégorique des modifications que la maladie a entraînées et entraîne encore chez l'individu auparavant en bonne santé.
Hahnemann affirmait qu'il n'existe aucune maladie, dite somatique, dans le cadre de laquelle on ne peut découvrir des transformations constantes dans l'état psychique du malade. On note fréquemment le cas de personnes notoirement calmes et gentilles qui deviennent violentes, d'individus intelligents qui semblent perdre toute raison, et ainsi de suite.
En soulignant que « l'esprit est l'homme », Kent voulait dire que la personnalité d'un individu est en rapport direct avec sa réactivité mentale. « Le niveau mental et spirituel, a écrit G. Vithulkas, est le niveau le plus élevé et le plus important de la fonction humaine. [...] Une personne peut continuer à vivre, à être heureuse, à être active sur le plan créatif, tout en ayant un corps invalide ou en ayant perdu un membre, ou même l'ouïe ou la vue... En revanche,

l'essence existentielle d'un individu peut être profondément menacée s'il existe un trouble dans le domaine mental ou spirituel. On le constate dans des états pathologiques tels que la sénilité, la schizophrénie et l'imbécillité. » (*La Science de l'homéopathie*, p. 23 et 24, Cortina, Vérone 1986).

Les symptômes généraux

Les symptômes généraux (*Generalities*), de même que les symptômes psychiques, concernent l'ensemble de l'individu atteint. Ils possèdent cependant un caractère d'objectivité, car ils ne sont pas affectés par cette perpétuelle fluctuation de pensées et de sentiments, comme c'est le cas dans la sphère psychique.
Les symptômes généraux ont été divisés par Kent en différentes catégories.

1. Les symptômes liés aux cinq sens : toucher, ouïe, vue, goût, odorat. Ils ne doivent pas être en rapport avec une lésion ; dans le cas contraire, on les classera en tant que symptômes locaux, communs.
   Si, par exemple, le malade voit double alors qu'il souffre de céphalée, le symptôme peut dépendre de troubles locaux et être donc considéré comme local.
   En revanche, s'il croit voir des étincelles, la nuit, au moment de s'endormir, il pourrait s'agir d'une hallucination : dans ce cas, c'est un symptôme général dont le remède correspondant est *Phosphorus* (troisième degré).

2. Les symptômes climatiques concernent l'aggravation ou l'amélioration des conditions générales du malade provoquées par le froid ou la chaleur, le changement de saison, les conditions atmosphériques, la mer ou la montagne, etc. Ce sont des symptômes très individuels qui doivent être considérés avec soin.
   L'état d'un individu peut s'améliorer, par exemple, à la mer (*Medorrhinum*) ou à la montagne (*Luesinum*). Il peut s'aggraver avec le froid humide (*Silicea*), avec la neige (*Nux vomica*) ou la pluie (*Natrum sulfuricum*).
   Il existe des cas d'aggravation avec le vent chaud et sec (*Lachesis mutus*) ou avec le vent froid et humide (*Psorinum*).
   Au printemps, certains patients se plaignent moins de leurs rhumatismes (*Rhus toxicodendron*) ou de la goutte (*Chelidonium*).
   Certains ne supportent pas l'été car la chaleur leur donne la diarrhée (*China officinalis*), ou au contraire l'hiver, à cause de leurs douleurs osseuses (*Luesinum*).

3. Les symptômes concernant les désirs, les aversions et les intolérances alimentaires sont précieux pour individualiser la maladie à partir du moment où ils sont bien marqués et apparus en même temps que la maladie. Dans

ce contexte, les désirs sont plus importants que les aversions. Un exemple : un patient sensible au remède *Anacardium* améliorera son état en mangeant ; l'état d'un autre, en revanche, s'aggravera en raison d'une dyspepsie acide (*Argentum nitricum*). Les aliments chauds aggraveront *Bryonia alba, Pulsatilla* et *Silicea*, alors que les froids seront mal supportés par *Arsenicum album, Lycopodium clavatum* et *Nux vomica.*

4. Les symptômes liés à l'environnement, comme le rythme de vie, les horaires, le mouvement ou le repos, les positions du corps (assis, debout), la chaleur du lit, de la cheminée ou de la chambre, les courants d'air, les bains froids ou chauds, les moyens de transport.
   Par exemple, un malade peut se sentir plus mal à 9 heures (*Chamomilla*), un autre à 10 heures (*Natrum muriaticum*), à 11 heures (*Sulfur*) ou à 15 heures (*Apis mellifica*), ou entre 16 et 20 heures (*Lycopodium clavatum*).
   Les voyages en mer empireront l'état des malades sensibles à *Cocculus indicus*, à *Tabacum* ou à *Petroleum*. L'administration de *Cocculus indicus* soulagera celui qui reste confiné en cabine, celle de *Tabacum* les malades qui préfèrent être sur le pont du navire.

5. Les symptômes liés au sommeil et aux songes.
   Il existe des patients qui dorment avec les bras étirés vers le haut (*Mercurius solubilis*), d'autres les placent au contraire sous la tête ou sous le ventre (*Pulsatilla*).
   Certains patients agités (*Arnica montana, China officinalis, Mercurius solubilis, Kalium bromatum*) crient dans leur sommeil (*Apis mellifica, Borax*; pour les enfants, *Jalapa* ou *Lycopodium clavatum*), gémissent (*Zincum metallicum*), ou grincent des dents (*Belladona, China, Lycopodium clavatum, Zincum*).
   Certains rêvent qu'ils se noient (*Ammonium muriaticum*), ou de leurs affaires (*Nux vomica, Rhus toxicodendron*).
   D'autres font des rêves à caractère sexuel (*Lachesis mutus, Natrum carbonicum, Opium, Phosphoricum acidum, Staphysagria*).
   D'autres, enfin, rêvent du feu (*Anacardium, Hepar sulfuris*), de voleurs et de brigands (*Alumina, Magnesia carbonica, Natrum muriaticum*), de spectres et de fantômes (*Aesculus hippocastanum*).

6. Les symptômes en relation avec la pathologie sexuelle, tels que l'éjaculation précoce, l'impuissance, la frigidité, les douleurs vaginales ; mais aussi, le cycle menstruel, le caractère des menstruations, etc.

7. Les symptômes en rapport avec les sécrétions, les excrétions et les saignements. Ils concernent, par exemple, les caractéristiques de la défécation et de la miction, des sécrétions des muqueuses, de la peau, de tous les orifices du corps, etc.

Syndrome minimum de valeur maximum

Au sommet de cette pyramide, on trouve les symptômes « forts », ceux qui sont les plus caractéristiques pour le patient. Ils sont peu nombreux mais de grande valeur. Ils expriment à eux tous ce « syndrome minimum de valeur maximum » capable d'indiquer le simillimum, c'est-à-dire le remède unique, solution idéale pour l'homéopathie.

Comment trouver le simillimum à partir des symptômes ?

Lorsque le cas du malade a été bien étudié, et après les processus de sélection et de hiérarchisation, il est possible de répertorier les symptômes.
On écrit alors les remèdes correspondant aux symptômes, en notant le degré de fiabilité de chacun.
On effectue un classement des remèdes en se basant sur la fréquence des symptômes et la somme des degrés de fiabilité. Le remède qui vient en tête de ce classement est celui à prescrire.

EXEMPLE

• *Symptômes psychiques (Mind).*

1. Irritabilité le matin dès le réveil : 8 remèdes.
2. Somnambulisme : 38 remèdes.
3. Améliore avec l'occupation : 27 remèdes.

• *Symptômes généraux (Generalities).*

4. Miasme prédominant : sycose : 52 remèdes.
5. Amélioration vers le soir : 9 remèdes.

• *Symptômes locaux physiques.*

6. Estomac : vomissement acide : 93 remèdes.

Cette analyse une fois faite, on distingue comme remèdes les plus similaires : 1. *Sepia* ; 2. *Lycopodium clavatum* ; 3. *Sulfur* ; 4. *Calcarea carbonica* ; 5. *Alumina*.
Sepia se distingue de tous les autres par la fréquence des symptômes (5/6) et la somme des degrés de fiabilité (10). La prescription de *Sepia* comme remède unique simillimum est donc parfaitement justifiée.

Leçon V
La dose efficace

Les dilutions ou puissances homéopathiques

La « pharmaconomie » est le domaine qui traite de la prescription thérapeutique des dilutions (synonymes : dynamisations ou puissances) et des modalités d'indication.
Lorsque le remède a été défini, on établit le **degré** de la dilution, en choisissant entre la dilution hahnemannienne – la décimale (D ou X), la centésimale (CH) ou la cinquante millésimales (LM ou Q) – et la korsakovienne (K). Les doses sont présentées en gouttes, en tubes-granules, en doses-globules, en comprimés, en solutions buvables ou en injections.
Lorsque le remède homéopathique est administré par voie buccale, il doit être absorbé par voie perlinguale : il convient donc de laisser fondre granules ou globules sous la langue dont les muqueuses absorberont le médicament. En revanche, les comprimés doivent être sucés. Les gouttes seront diluées dans deux doigts d'eau, bues à petites gorgées et gardées dans la bouche pendant une minute avant d'être avalées. La dilution homéopathique pénètre ainsi dans les capillaires de la langue dont les muqueuses fonctionnent comme une éponge vivante à travers laquelle le sang circule rapidement. En un temps très limité (à la même vitesse qu'une injection intraveineuse), la dilution atteint l'oreillette droite, puis le ventricule droit, pour accéder à la circulation pulmonaire ; elle passe ensuite à travers l'oreillette et le ventricule gauche du cœur et termine son trajet dans l'aorte qui la transporte dans la circulation générale.

Les dilutions décimales (D)

Les dilutions décimales agissent beaucoup sur le physique, peu sur le psychisme. On utilise des dilutions basses et moyennes, ne dépassant généralement pas la D15. A ce stade, la dilution homéopathique est encore capable d'intervenir à travers des mécanismes pharmacodynamiques actifs.

La molécule est encore présente parce que la dilution est située en dessous de la constante d'Avogadro, qui indique le nombre N de molécules contenues dans une molécule-gramme ($N = 6{,}023 \times 10^{23}$). De toute façon, il est bon de préciser que, du point de vue purement chimique, l'incidence moléculaire diminue peu à peu à partir de D10-D12. Tout ceci concorde parfaitement avec la loi biologique de l'« effet inverse » ou de Arndt/Schulz (1920), qui peut être énoncée de cette manière :

- les stimuli faibles activent au maximum l'activité biologique (comme c'est le cas en homéopathie) ;
- les stimuli moyens l'augmentent ou l'incitent (comme c'est le cas en homéopathie) ;
- les stimuli forts la répriment ou la freinent (comme c'est le cas en allopathie) ;
- les stimuli très forts l'annulent ou la paralysent (comme c'est le cas en allopathie).

Un remède peut devenir nocif en raison de ses effets secondaires s'il est administré en doses massives, comme c'est le cas en allopathie, alors qu'en doses minimes l'effet est curatif et non iatrogène. Les dilutions décimales provoquent différents effets selon leur degré de dilution : bas, moyen, élevé.
De la D3 à la D4 (basses dilutions), l'effet thérapeutique est quasiment immédiat en raison de l'énergique stimulation tissulaire.
De la D8 à la D12 (dilutions moyennes), on obtient une guérison moins rapide mais sans à-coups.
Les dilutions moyennes à élevées, D10, D11 et D12, sont utilisées dans des cas psychiques et pour des troubles nerveux ou chroniques.
De la D12 à la D30 (hautes dilutions) et de la D200 à la D1000 (très hautes dilutions), la thérapie homéopathique agit d'une manière profonde et durable, spécialement dans le cas de maladies chroniques ou de maux sur lequels les dilutions moins élevées n'ont pu agir.
Il existe également des remèdes préparés sur la base de différentes dilutions (D6 + D10 + D30 + D200) : l'association de ces divers types de dilutions permet d'agir à différents niveaux sur un mode synergique et de stimuler ainsi plusieurs systèmes de défense organique en même temps. En outre, en accord avec la loi de l'effet inverse, on peut ainsi apaiser les fortes réactions provoquées par les dilutions plus basses.

Les dilutions centésimales (CH)

Les centésimales ont un spectre d'action plus large que les décimales. Lorsque la similitude a été justement déterminée, elles couvrent la plus grande partie des cadres suivants :

- maladies aiguës essentielles (comme la grippe, la scarlatine, le typhus et toutes les affections virales) ;
- maladies aiguës fonctionnelles (un choc émotif brusque, par exemple, une grande peur, ou une crise de colère) ;
- maladies chroniques fonctionnelles (comme une dyspepsie obstinée, mais sans traces radiologiques) ;
- maladies chroniques lésionnelles (de type eczéma variqueux, ou ulcère duodénal).

L'augmentation des dilutions est directement proportionnelle à la violence et à l'intensité des symptômes. Si le cas est déjà ancien, les dilutions augmenteront parallèlement à son degré d'ancienneté.
Les puissances basses (3-4-5-6CH) sont efficaces dans le cas de maladies aiguës incomplètes (avec symptômes insuffisants) et lors de troubles organiques avec lésions localisées. Les signes apparaissent alors de manière régionale et locale. Ils peuvent concerner, entre autres :

- l'appareil respiratoire : avec coryza et rhinite ; le larynx, avec enrouement et aphonie ;
- l'appareil urinaire : troubles de la miction, hématurie ;
- l'appareil digestif : constipation, diarrhée, gaz, hémorroïdes.

L'action sur la physiopathologie est moins nette que celle des décimales, mais les centésimales ont des répercussions favorables sur le plan émotif et psychologique.
Ces dilutions conviennent parfaitement aux gens plus âgés et aux individus disposant de faibles réserves énergétiques.
Les dilutions moyennes (7 et 9CH) s'adaptent aux réactions générales physiopathologiques, aux désordres liés à l'environnement, aux troubles de l'appétit, aux intolérances alimentaires, aux troubles du sommeil, du sexe et des organes des sens.
La 7CH est utilisée assez fréquemment et complétée par la 9CH pour confirmer la guérison.
Les puissances élevées (15-30-200-1000CH) et les dilutions très élevées (MCH, XMCH, LMCH, CMCH, DMCH et MMCH) sont employées :

- lors de maladies aiguës avec symptômes psychiques et signes physiques généraux très individualisés ;
- dans les affections aiguës provoquées par des virus neurotropes ;
- dans les maladies fonctionnelles avec cadres typiques étendus ;
- dans les maladies lésionnelles avec similitude poussée ;
- dans les maladies mentales et dans le cas de certains troubles psychosomatiques fonctionnels ;
- dans le traitement de terrain : maladies jamais complètement guéries et prédisposition à la chronicité.

Les dilutions cinquante millésimales (LM)

Les cinquante millésimales (LM ou 50 M ou Q) sont le fruit des dernières années de travail de Hahnemann, lequel entendait élaborer des dilutions caractérisées par une plus grande efficacité et une meilleure tolérance.
Si on les compare aux décimales et aux centésimales, elles font preuve d'une action plus légère, mais profonde et rapide.
Elles peuvent être répétées quotidiennement au même degré de dilution et pendant plusieurs mois, à condition qu'on en augmente la dynamisation à l'aide de succussions.
Elles présentent un éventail d'utilisations usuelles entre la LM6 et la LM30, et sont employées moins fréquemment entre la LM1 et la LM6.
Aucun accord n'a été établi entre les divisions basses, moyennes et élevées.
Hahnemann conseillait de commencer par un remède à la LM1, pour passer ensuite à la LM2 lorsque la première solution était terminée, puis à la LM3, et ainsi de suite.
Voisin classait les LM6 comme basses dilutions, les LM12 comme moyennes, et considérait comme élevées les dilutions situées entre la LM15 et la LM30. Les dilutions les plus élevées que l'on peut encore trouver de nos jours sont les LM45, LM60, LM90 et LM120. Voici à ce sujet quelques recommandations formulées par Hahnemann.

- Le remède doit être administré en respectant les intervalles que l'expérience indique comme les plus efficaces pour accélérer la guérison.

- D'une fois sur l'autre, la dynamisation sera augmentée en rendant le remède liquide et en imprimant au flacon dix fortes secousses de haut en bas avant chaque administration. La posologie est d'une cuillère à café. (*Organon*, VI ed., § 246).

Il n'est pas possible d'établir des équivalences entre les LM et les CH, en raison de la différence de préparation.
Il est toutefois certain que les LM ont subi au total un nombre de succussions bien supérieur à celui des CH (une LM30, par exemple, en a subi 3 000, alors qu'une 30CH en a subi 300).

Les dilutions korsakoviennes (K)

Les dilutions korsakoviennes (K) ont été créées par le Russe Korsakov dans le but d'obtenir des dilutions successives d'une manière rapide et peu coûteuse (avec un seul flacon).
Elles sont peu diffusées en raison de leur manque de fiabilité, due à la difficulté de maintenir constante les phases de la préparation.

Le même problème pèse sur la méthode « à flux continu » qui greffe 970 dilutions korsakoviennes sur la 30CH pour passer, après la 1000, à des dilutions successives effectuées avec l'appareil de Skinner.
Il n'existe aucun type de correspondance entre les dilutions de Hahnemann et celles de Korsakov.
On considère comme basses les dilutions 6 à 12K, les moyennes étant les 30-70 et 100K, et les hautes les 200K, MK, XMK, LMK, CMK.
Avec la 35K, on indiquait les doses neutres (placebo).
La durée d'action est de 10 jours pour la 200K, de 40-80 jours pour la XMK, et de 90-180 jours pour la CMK.

Rapport entre similitude et dilution

Selon la tradition, plus le remède est « similaire » au malade, et plus la dilution sera élevée.
Au-delà de la constante d'Avogadro (qui correspond à la 12CH), on ne peut plus déceler la molécule de la substance.
Seul un remède individualisé au maximum, et donc en dilution haute ou très haute, peut guérir intégralement le malade.
Si l'individualisation complète n'est pas possible, il convient d'employer des dilutions inférieures.
L'application thérapeutique de la loi des similaires s'effectue à différents niveaux, selon l'extension de la symptomatologie.

1. Similitude étendue au maximum.
   Elle comprend les symptômes psychiques et physiques, l'étiologie, le terrain, la sensibilité.
   Elle justifie une dilution très élevée qui entraînera un traitement global de la personne malade.

   • On peut prescrire dans ce cadre :
   – les centésimales : de MCH à MMCH ;
   – les cinquante millésimales : de LM60 à LM120 ;
   – les décimales D1000 ;
   – la korsakovienne CMK.

2. Similitude étendue aux symptômes psychophysiques :
   L'étiologie et le terrain ne sont pas précis. Les cadres morbides correspondent à des troubles sensoriels et métaboliques.
   Une dilution élevée est justifiée.

   • On peut prescrire dans ce cadre :
   – les centésimales : de 15CH à 200CH ;
   – les LM : de LM24 à LM60 ;

– les décimales : de D30 à D200 ;
– les korsakoviennes : de 200K à LMK.

3. Similitude avec symptômes physiques généraux et locaux, et quelques signes individualisants au niveau du comportement.
Des dilutions moyennes se justifient.

• On peut prescrire :
– les décimales : de D8 à D12 ;
– les centésimales : de 7CH à 12CH ;
– les LM : de LM12 à LM24 ;
– les korsakoviennes : de 30K à 100K.

4. Similitude locale-régionale, non individualisante.
Les dilutions basses se justifient.

• On peut prescrire :
– les décimales : de D3 à D6 ;
– les centésimales : de 3CH à 6CH ;
– les LM : de LM1 à LM6 ;
– les korsakoviennes : de 6K à 12 K.

Il ne faut jamais prescrire d'une manière mécanique !
Il est bon d'appliquer la règle de la Table à trois pieds de Hering : trois symptômes caractéristiques (des symptômes-guides de préférence) sont suffisants pour établir le simillimum.

Facteurs variables dans le choix de la dilution

Le choix de la dilution (comme d'ailleurs du remède lui-même) est opéré en fonction d'au moins quatre facteurs variables.

1. Le malade

• Il est déterminé par un « curriculum » morbide plus ou moins embrouillé, des prédispositions et des tendances pathologiques héritées et acquises.

• Il nécessiterait des dilutions élevées mais on peut difficilement les déduire des symptômes peu individualisants de la maladie en cours.

• Le remède et la dilution prescrits en fonction des symptômes du moment se révèlent insuffisants pour soigner la chronicité provoquée par le dynamisme miasmatique.

• Le remède constitutionnel peut ne pas couvrir la totalité de la biologie historique du malade.

2. La maladie

En voici les types et les dilutions correspondantes.

• Aiguë à réaction rapide : puissances moyennes et basses.

• Chronique fonctionnelle : dilutions en échelle ascendante.

• Chronique lésionnelle : puissances moyennes et moyennement élevées.

• Maladies mentales : toujours les hautes dilutions.

• Maladies pluricausales : remèdes uniques en séquence ; la dilution varie avec le remède.

3. Le remède

La dilution dépend de la nature de la substance brute : minérale, végétale ou animale.

• Dans les remèdes minéraux inertes : moyenne et haute.

• Dans les remèdes minéraux toxiques : haute et très haute.

• Dans les remèdes végétaux ou tirés d'animaux toxiques : moyenne et haute.

• Dans les remèdes végétaux ou animaux non toxiques : toutes.

4. Le dosage

La durée de l'administration dépend de la maladie, de la réactivité du malade et de la dilution.

• Maladies aiguës. On prescrit :
- remède unique en basse dilution toutes les 2, 3 ou 4 heures, selon l'intensité morbide et la réactivité ;
- ou en moyenne dilution toutes les 12, 24 ou 36 heures ;
- remèdes alternés en basse puissance toutes les heures, ou toutes les 2, 3 ou 4 heures ;
- ou en puissance moyenne : toutes les 6, 12, 18 ou 24 heures.

- Maladies subaiguës. On prescrit :
- remède unique et dilution moyenne tous les 2, 4 ou 6 jours ;
- alterné avec son complémentaire, une fois par jour, ou tous les 2, 3, 4 ou 6 jours.

- Maladies chroniques. On prescrit :
- remède unique en haute dilution : tous les mois, ou tous les 2 mois ;
- à puissance très élevée : tous les 2, 4 ou 6 mois.

Leçon VI

Avantages et désavantages par rapport à la médecine traditionnelle

Avantages

L'homéopathie agit comme médecine de terrain

Le malade est soigné dans sa totalité, comme un système bien intégré et complet : l'anatomie, la physiologie, la sphère mentale et émotive, l'héréditaire et l'acquis sont les aspects analytiques d'une entité individuelle.
Aucun médecin traditionnel n'ignore la notion de terrain. Et pourtant, la plus grande partie des thérapeutes ne soigne pas de manière globale, en replaçant les patients dans leur contexte social et géographique. C'est très grave, si l'on considère que l'homme du XXe siècle, et encore plus celui du XXIe, est victime en permanence de son environnement socio-culturel et écologique.
Médecine de terrain, l'homéopathie est particulièrement efficace au premier stade des maladies et pour les traitements préventifs.
Dans le cas des maladies récidivantes de l'enfant, elle renforce les défenses immunitaires.
Elle permet de soigner de manière sûre et progressive les problèmes liés à l'hypertension artérielle.
Elle évite qu'une banale insomnie ne devienne la cause d'une toxicomanie iatrogène.
En rhumatologie, elle intervient sur les inflammations et sans doute aussi sur l'auto-immunité du patient.

L'homéopathie agit comme une médecine écologique

En raison des lourds problèmes qui pèsent sur l'environnemment, l'individu actuel souffre de troubles aigus provoqués par la pollution, et de troubles

chroniques liés à l'imprégnation de métaux lourds, lesquels provoquent une pathologie déjà surnommée *low level effect* (effet à basses doses).
L'homéopathie représente une alternative naturelle pour engager un traitement et une prévention efficaces en présence de substances comme le mercure, le plomb, le cuivre, l'arsenic, etc.
Ces toxiques qui agissent à distance altèrent la symptomatologie primordiale et compliquent considérablement la recherche du simillimum. Une cure préventive éclaircit le terrain et évite des dommages qui ne se seraient manifestés que des dizaines d'années plus tard.

L'homéopathie agit comme une médecine globale

Le simillimum soigne et guérit la totalité de l'espace biologique, mental et somatique. C'est le maximum que l'on puisse demander à l'homéopathie qui, dans le contexte historique actuel, représente en fait l'unique thérapie globale existante.
On prescrit en général des polychrestes, remèdes à action générale, allant d'*Arsenicum album* à *Pulsatilla*, d' *Aurum metallicum* à *Sepia*, de *Causticum* à *Ignatia amara*, de *Sulfur* à *Lachesis mutus*, de *Graphites* à *Natrum muriaticum*, d'*Arnica montana* à *Bryona alba*, aux trois *Calcarea*, et ainsi de suite.

L'homéopathie soutient la médecine traditionnelle

A l'époque de Hahnemann, il n'était pas possible de confronter l'homéopathie et l'allopathie, étant donné le bas niveau d'évolution de cette dernière.
L'homéopathie se comprend comme une médecine énergétique, stimulante, synthétique, causale, totale et individuelle.
L'allopathie agit par des méthodes toutes différentes, en prescrivant les mêmes remèdes à tous les patients atteints de la même maladie, ces médicaments étant antagoniques aux symptômes ou jouant un rôle de substitution.
Ces deux disciplines se réfèrent à Hippocrate, l'une fonctionnant sur la base des « semblables » et l'autre sur la base des « contraires ». Elles sont donc complémentaires entre elles.
Le médecin choisit la solution thérapeutique la plus avantageuse pour le malade.
La situation sanitaire actuelle, avec l'apparition de nombreux nouveaux types de maladies (et de malades), oblige à avoir recours à ces deux disciplines.
Sans vouloir mettre en doute les avantages liés à l'évolution de notre civilisation, il est incontestable que le progrès a fait naître parallèlement toute une série de pathologies inconnues jusqu'alors. Le taux de mortalité en relation avec des maladies aiguës s'est littéralement écroulé, tandis que la chronicité est en constante augmentation.

On constate chez de nombreux patients des déficiences immunitaires, des blocages au niveau des systèmes enzymatiques, une toxicité du connectif, une instabilité des défenses naturelles et des carences au niveau des capacités d'autoguérison.
Le bagage immunitaire actuel est encore celui de l'homme primitif. Le progrès a permis de cuirasser l'homme de moyens de défense colossaux mais n'a entrepris que bien peu pour l'aider à augmenter son auto-immunité et à développer ses capacités innées d'autorégulation de son organisme.

Désavantages

En raison des carences au niveau de la recherche scientifique

Ces carences sont nombreuses si l'on compare avec les recherches effectuées en médecine classique.
L'infériorité de l'homéopathie dans ce domaine découle du fait qu'elle ne reçoit aucun appui des organismes officiels.
La recherche homéopathique pose des problèmes difficiles. Elle évolue en effet dans l'impondérable et dans l'infinitésimal, où les modèles expérimentaux traditionnels ne peuvent être employés.
Les problèmes ne peuvent être affrontés par un biologiste, un chimiste ou un physicien, mais par un médecin clinicien ayant des connaissances suffisantes dans tous ces domaines.
On ressent nettement le manque de travail de groupe et de recherche interdisciplinaires qui constituent des conditions nécessaires à l'évolution du progrès scientifique.
Il est, en outre, essentiel de disposer de structures et de dispositifs de vérification, non pas de matériel de science-fiction, mais d'installations tout à fait envisageables de nos jours.

Lorsque le malade manque d'énergie vitale, de réactivité immunologique dans le sens absolu du terme

Ses lésions sont graves et irréversibles ; on ne peut le guérir, mais l'aider à moins souffrir. L'homéopathie ne peut intervenir de manière rapide dans les maladies très graves, comme le cancer, la tuberculose, la syphilis, la schizophrénie, la maladie de Parkinson, la sclérose latérale amyotrophique (ou maladie de Charcot), l'ostéite déformante, la myélite chronique, la glomérulonéphrite chronique, et ainsi de suite. Dans ces cas, l'homéopathie ne peut que contribuer le mieux posssible à l'aide apportée par la médecine traditionnelle, laquelle ne peut, il est vrai, elle-même pas grand chose pour le moment...

Dans le cas de maladies curables avec des médicaments antagonistes

Les maladies microbiennes ou parasitaires sont soignées à l'aide d'antibiotiques et de chimiothérapie, remèdes antagonistes à l'agent pathogène et dotés de toxicité sélective. Ce type de thérapie est appelé causal : il soigne la maladie en en éliminant les causes.
L'homéopathie peut s'associer à ce traitement en intervenant dans le cas d'éventuels dommages thérapeutiques, en renforçant les défenses générales de l'organisme et en désintoxicant en particulier le tissu connectif.

Dans les cas d'urgence provoqués par la défaillance de mécanismes physiologiques

Dans le cas d'infarctus, par exemple, de graves problèmes d'hypertension et d'arythmie cardiaque prononcée. Il s'agit là de situations d'urgence où le patient nécessite une action immédiate et énergique.

Dans les thérapies de substitution ou de complément

Lorsqu'un organe a perdu sa fonctionnalité ou nécessite une thérapie apte à substituer ou à compléter un métabolite absent ou déficient.
L'hormonothérapie peut agir de manière efficace dans toute une série de tableaux pathologiques sur lesquels l'homéopathie ne peut intervenir.
Dans le cas du diabète, par exemple, on a recours à l'administration d'insuline qui est une hormone peptidique.

Dans le cas de douleurs paroxystiques

Il n'existe pas de remède homéopathique susceptible d'agir immédiatement contre la douleur, l'homéopathie poursuivant l'objectif de guérir l'origine de la douleur : cela peut se faire rapidement, ou durer un certain temps. Dans ce domaine interviennent en maîtres les analgésiques, à classer ou non dans la catégorie des stupéfiants. Une « réparation homéopathique » s'impose après l'absorption de sédatifs dont les effets collatéraux sont massifs.
En passant tous ces points en revue, on voit se confirmer les caractéristiques de deux thérapies que l'on peut tout à fait considérer comme complémentaires pour le plus grand bien du malade.
La médecine traditionnelle intervient immédiatement sur le symptôme et sur l'aspect physique de la maladie, dans la mesure où elle dispose de vastes connaissances dans ce domaine et d'une technologie de haut niveau.
La médecine homéopathique intervient sur les facteurs proches et anciens qui sont à la source de la pathologie en cours, et vise à une récupération énergétique totale du malade.

Leçon VII

Les biotypes homéopathiques

La biotypologie

La biotypologie est l'étude du biotype. Le biotype est l'ensemble des signes caractéristiques d'un sujet, de sa morphologie extérieure (constitution) et intérieure (tempérament). La constitution est quelque chose de donné, d'immuable. Elle est déterminée par l'hérédité et son aspect provient de la structure squelettique et musculaire, spécialement des rapports qui unissent les différentes parties entre elles.

Le tempérament est ce qui devient, ce qui se transforme dans le temps. Il est déterminé par le cours de l'existence et dessiné par les réactions physiques, psychiques et pathologiques. Il est influencé par l'environnement et peut être modifié par la volonté.

Il représente une condition dynamique qui évolue sur la base d'une constitution statique. C'est le tempérament qui différencie un sujet de tous les autres possédant la même constitution. La biotypologie a été développée à partir de l'étude de sujets sains.

L'homéopathie a réservé un rôle particulier à l'homme sain dans l'expérimentation pathogénique.

Il était évident que l'association de la biotypologie et de l'homéopathie aurait donné naissance un jour ou l'autre à la biotypologie homéopathique.

La recherche biotypologique s'est révélée très précieuse dans l'évaluation des facteurs prédisposants et dans la détermination des caractéristiques des modifications pathologiques.

En partant de la constitution et du tempérament, il est possible de remonter jusqu'au terrain, autrement dit au bagage génétique, aux traits ataviques et à l'empreinte laissée par l'environnement.

Le diagnostic du remède est ainsi plus aisé et gagne en fiabilité.

Diagnostic de biotypologie homéopathique

Dans la pratique clinique, on part de l'étude du malade en l'interrogeant selon les modalités enseignées par Hahnemann.
Si la similitude est nette et complète, le diagnostic du remède simillimum coule de source.
Mais les choses ne se passent pas toujours de cette manière.
Lorsque les symptômes sont en nombre trop réduit, le thérapeute ne peut plus qu'avancer à tâtons : il est alors bien heureux de pouvoir s'appuyer sur la biotypologie homéopathique qui lui permet d'intégrer les informations recueillies aux signes morpho-bio-psychologiques du patient.
De tels signes orientent en général vers un groupe de remèdes présentant des affinités, plutôt que vers un seul et même remède ; parfois, cette recherche aboutit sur un remède constitutionnel spécifique.
Le diagnostic de simillimum devient plus facile et peut coïncider avec le remède constitutionnel.
Il convient de ne jamais oublier que le biotype ne constitue qu'un schéma théorique idéal, une manière d'interpréter la *Matière médicale*, un guide pour trouver le simillimum.
La correspondance biotypologique n'est pas nécessairement contenue dans la pathogénésie du remède qui sera choisi comme simillimum dans un cas déterminé.
En revanche, le simillimum peut manifester des symptômes pathogéniques qui excluent toute référence au biotype, lequel schématise un type « normal », et non malade.
Le simillimum se base sur l'ensemble des symptômes subjectifs et objectifs, non sur des signes biotypologiques.
Le simillimum appartient à la maladie et exige par conséquent la concomitance de symptômes pathogéniques.
Le médecin veillera donc à ne jamais prescrire un remède en ne se référant qu'aux seules caractéristiques du biotype.

Trois constitutions

Une importante contribution à la biotypologie homéopathique a été fournie par le Constitutionalisme de Nebel et Vannier, figures de proue de l'homéopathie francophone. Ce furent eux qui introduisirent dans la pratique clinique homéopathique la notion de trois constitutions morphologiques, chacune d'elles étant caractérisée par un minéral de base et par un certain type de sécrétion au niveau des glandes endocrines.

1. La constitution carbonique ou carbo-calcique, avec sécrétion endocrinienne normale (thyroïdien équilibré)

Elle est caractérisée par des individus solides, carrés, aux articulations rigides, avec des arcades dentaires régulières, un tissu cellulaire épais et une extension des membres inférieure à 180° (articulation rigide).

2. La constitution phosphorique ou phospho-calcique, avec hypersécrétion endocrinienne (hyperthyroïdien)

Elle est typique des sujets maigres et longilignes, au thorax étroit et au palais ogival, tendant plus à la cyphose qu'à la scoliose, extension des membres égale à 180° (articulation souple).

3. La constitution fluorique ou fluo-calcique, avec hyposécrétion endocrinienne (hypothyroïdien)

Elle est propre aux sujets asymétriques, scoliotiques plutôt que cyphosiques, avec une grande laxité des ligaments, des dents petites et irrégulières, des veines dilatées, une ptôse viscérale, et une extension des membres supérieure à 180° (articulation lâche).

Le biotype carbonique

Le carbonique est un sujet bréviligne qui se répand en largeur : tissu cellulaire épais, ventre rond, squelette trapu et articulations rigides. La paume de la main, plutôt courte, est plus développée que les doigts ; les pouces sont massifs. Les dents sont carrées, les arcades dentaires régulières, la voûte du palais en arc de cercle.

Le maintien est rigide. La démarche est régulière, pesante et cadencée. Les gestes sont sobres, précis et utilitaires. Dans son comportement, le sujet est méthodique, créatif, froid, patient, tenace et têtu. Il parle peu et seulement de ce qu'il connaît bien. Il respecte l'ordre et écoute les conseils. Il a un sens élevé de la discipline et des responsabilités. Il supporte bien la douleur. Il est sociable et optimiste. Ses maladies sont liées à l'excès d'assimilation.

Il tend à l'infiltration, à l'insuffisance thyroïdienne, à l'excès de cholestérol, à la rétention d'urates et à l'artério-sclérose.

Il est prédisposé à l'obésité, aux troubles de la digestion, au ralentissement métabolique et aux maladies vasculaires. Sa libido s'affaiblit avec l'âge et se noie dans la monotonie. La femme peut être frigide et prédisposée à la stérilité avec des règles abondantes.

Le type carbonique est peu conscient de ses maladies car elles se développent d'une manière sourde et progressent lentement, sans symptômes d'alarme. Elles se manifestent entre quarante et soixante ans, lorsque commencent à se faire sentir les effets de la sclérose vasculaire.

Le biotype phosphorique

Le phosphorique se développe tout en longueur ; il est élancé et souple, mais fragile, avec un thorax étroit et une tendance à la cyphose.
Ses membres sont longs et déliés, ses mains élégantes. Lorsque le membre supérieur est mis en extension forcée, l'ouverture articulaire se fait selon un angle plat (de 180°). Les dents sont rectangulaires, le palais est ogival.
Sa physiologie est hypermétabolique : il a besoin de beaucoup d'oxygène, de grand air, d'activité physique régulière et de minéraux.
Le phosphorique se fatigue facilement, ce qui freine chez lui un enthousiasme bien supérieur à ses possibilités. Il a des hauts et des bas, comme une allumette qui s'enflamme mais ne brûle pas longtemps.
Son comportement manque de régularité, en partie en raison de sa sensibilité exacerbée et de son émotivité qui se nourrit de son imagination débordante.
L'évolution morbide vient se greffer sur la déminéralisation, sur la dépense énergétique, sur l'instabilité thermique, sur la mauvaise résistance aux rigueurs climatiques, sur les problèmes hépatiques et digestifs, et sur la congestion veineuse liée à l'hypotension.
On notera en particulier l'hypersensibilité qui conduit à des perturbations des affects et de l'humeur, pouvant déboucher sur des névroses dépressives et sur des troubles cyclothymiques (alternance de périodes d'excitation et de périodes de dépression mélancolique).
Particulièrement fréquents sont les désordres physiques provoqués par les perturbations psychiques : hystérie de conversion ou névroses hystériques, douleurs psychogènes, névroses hypocondriaques.

Le biotype fluorique

Dans le type fluorique, on trouve des statures variées, inférieures à la norme ; asymétrie structurelle ; instabilité du caractère et générale ; allure dégingandée ; gestes désordonnés ; mains très mobiles, hypersensibles.
La physiologie ralentie ou discontinue donne des réponses qui varient en raison de la dystonie neuro-végétative, laquelle prédomine au niveau neuroendocrinien. Le comportement est fluctuant et imprévisible.
Le fluorique tend à ignorer les interdits et cultive le paradoxe. Ses réalisations, souvent géniales, font pendant à des échecs cuisants, provoqués par des réactions inattendues. Le fluorique est caractérisé par une intelligence précoce et anarchique ; il sait se réaliser dans son environnement avec une intelligence exceptionnelle, mais aussi s'autodétruire avec des comportements forcés, obsessifs. Il a besoin de changer souvent de milieu, de compagnie et de travail. Les fluoriques se divisent en deux types caractéristiques opposés.

Un type supérieur, très intuitif, apte à assimiler rapidement et à tout comprendre, mais ayant tendance à agir sans trop réfléchir, dans la hâte d'obtenir au plus vite ce qu'il désire ; le type inférieur est désabusé, irréfléchi, sans scrupules, vicieux et perverti.
L'évolution morbide tend à lésionner profondément les tissus osseux, les élastiques et les glandulaires, avec pour suite des déformations, durcissements et dilatations (luxations, distorsions, ptôses, ectasies vasculaires, adénopathies). Les douleurs sont déchirantes et lancinantes. Une forte instabilité neuropsychique peut conduire le sujet à des désordres au niveau de l'humeur (épisodes maniaques ou dépressifs), à des crises d'anxiété, à des névroses phobiques ou obsessionnelles à attitude compulsive.

Quatre tempéraments

La classification suivante en quatre tempéraments humoraux a été élaborée par Hippocrate et Galène, et revue et modifiée par Allendy.

Le tempérament lymphatique (atonique-plastique)

• Il est caractéristique de l'enfance.

• Il domine l'aspect digestif, l'anabolisme et les processus de construction : l'organisme a besoin de se nourrir.

• Profil morphotypologique : c'est celui d'un sujet au visage gras et peu expressif, la mâchoire inférieure s'élargit avec une prédominance de la partie inférieure du visage.

• Présence : sujet grossièrement taillé, avec des membres épais et privés de relief musculaire. La main est molle, humide et froide. Les gestes sont lents, rares, égaux et monotones, de même que la voix, parfois traînante.

• Risques pathologiques : le lymphatisme, le rachitisme, l'auto-intoxication, l'hydrogénisme, l'introversion.

• Facteurs nocifs : les régimes alimentaires pesants et gras. La vie sédentaire, la passivité mentale, les climats froids et humides.

• Facteurs utiles : les exercices physiques au soleil et à la mer.

Le tempérament sanguin (tonique-plastique)

• Il se rencontre dans l'adolescence et dans la jeunesse.

• L'aspect respiratoire domine, ainsi que le catabolisme aérobie à focalisation circulatoire et respiratoire.

• Profil morphotypologique : sujet bien carré, au visage large avec prédominance du niveau moyen, joues colorées et regard aigu. Le thorax est robuste.
La main est large, douce, chaude, un peu humide. Le geste est ample et fréquent. La manière de parler est vivante et persuasive, laissant transparaître jovialité et exubérance.

• Tendance aux enthousiasmes velléitaires et violents, aux épanchements caractériels, à l'ambition désordonnée, à la révolte contre la discipline. Extraversion.

• Risques pathologiques : pléthore, troubles congestifs, obésité, hyperuricémie.

• Facteurs nocifs : les repas abondants, les vins forts, les excitants, les viandes rouges, les légumes riches de purine ou d'acide oxalique.

• Facteurs utiles : air marin, exercices physiques réguliers, dépense musculaire et changements de vie.

Le tempérament bilieux (tonique-non plastique)

• Appartient à la maturité adulte.

• Tendance à la colère, à l'intransigeance, à la paranoïa, à une vie stressante. Extraversion.

• L'aspect musculaire domine, ainsi que le catabolisme aérobie.

• Profil morphotypologique : individu au visage rectangulaire, au regard fixe, pénétrant et inquisiteur, qui veut s'imposer. Le thorax est élancé. Les muscles des membres sont bien dessinés, étirés et toniques.
La main est chaude, sèche et énergique.
La gestuelle est volontaire, parfois saccadée.
Le parler est vif et impérieux.

• Risques pathologiques : insuffisance hépatique, dispepsie, urémie.

• Facteurs nocifs : surmenage ostéomusculaire, froid, humidité, hiver. Excès de viande rouge, boissons fermentées, graisses et sucre.

• Facteurs utiles : le soleil, les climats chauds, l'été, la marche à pied. Les aliments crus, les céréales, les viandes blanches, les champignons et les œufs.

Le tempérament nerveux (atonique-non plastique ou cérébral)

• Caractéristique de la vieillesse.

• L'aspect excrétoire domine, que ce soit par excès ou déficience : sclérose ou insuffisance éliminatoire.

• Profil morphotypologique : prédominance de la partie supérieure du visage, avec un front large, des yeux vifs et mobiles, un regard pensif.
La colonne vertébrale tend à s'incurver, les membres sont minces et noueux, la peau est grise. La main est sensible, sèche et froide. La manière de parler est hésitante, mais précise et changeante. Le geste est rapide et irrégulier.

• Risques pathologiques : scléroses, vieillissement précoce, problèmes rénaux, introversion.

• Facteurs nocifs : excitants, chocs, émotions, repas copieux, cuisine monotone, climat irritant (grandes villes, mer).

• Facteurs utiles : alimentation variée, peu abondante et répartie en de nombreux petits repas. La viande de porc et le gibier sont à proscrire. Peu d'alcool.
Exercices physiques fréquents mais courts, repos méthodique, alternance entre travail physique et mental. Séjours en montagne, promenades dans les bois, changements fréquents d'horizon.

Leçon VIII

Comment reconnaître les maladies les plus simples et les plus fréquentes

Dans l'attente de l'arrivée du médecin, le patient désireux de se procurer un secours immédiat pourra trouver lui-même le remède correspondant à sa maladie en faisant une liste précise des symptômes qui l'affectent.
Les questions de base sont au nombre de quatre :

1. **Quand les troubles sont-ils apparus ?**
2. **Au niveau de quel organe ou de quel appareil se font-ils sentir ?**
3. **Quels sont les symptômes ?**
4. **Quelles modalités d'aggravation ou d'amélioration caractérisent les symptômes ?**

EXEMPLE
Pierre, Paul et Jacques sont tous les trois enrhumés et présentent différents symptômes.
L'homéopathie s'employant à soigner le malade et non la maladie, il est évident que le remède ne pourra être le même pour tous. Il sera individualisé en fonction des symptômes et de leurs diverses modalités d'apparition.
Voyons donc comment seront choisis les remèdes en fonction des cas...

Symptômes de Pierre

Cause : il s'est enrhumé après s'être reposé dans une chambre chauffée.

Ses symptômes sont :
– *nez* : écoulement aqueux constant irritant les narines ; éternuements fréquents et spasmodiques ;
– *yeux* : lacrimation douce et non irritante.

Modalités : empire dans une chambre chaude, au moment de se coucher. S'améliore en plein air.

Remède : *Allium cepa.*

Symptômes de Paul

Cause : il a pris froid après s'être coupé les cheveux.

Ses symptômes sont :
- *nez* : bouché la nuit, libre pendant la journée ; écoulement aqueux qui augmente pendant l'après-midi ;
- *éternuements* : à répétition, avec une sensation d'obstruction nasale et un poids au niveau du front.

Modalités : s'aggrave dans une chambre chaude et le matin au réveil ; avec le temps sec et venteux. Diminue à l'extérieur, avec l'humidité.

Remède : *Nux vomica.*

Symptômes de Jacques

Cause : il s'est enrhumé après avoir été exposé au vent chaud et étouffant.

Ses symptômes sont :
- *nez* : écoulement nasal aqueux qui devient muqueux. Abondant, doux, n'irrite pas les narines ;
- *lacrimation* : abondante, âcre, très irritante pour les paupières ; yeux rouges, gonflés et douloureux.

Modalités : empire le soir et avec le vent chaud. S'améliore au grand air, avec le café.

Remède : *Euphrasia.*

DEUXIEME PARTIE

REPERTOIRE CLINIQUE D'HOMEOPATHIE (MALADIES ET REMEDES)

L'objectif de ce répertoire est d'indiquer au patient désireux d'informations comment on peut soigner certaines maladies. En soi, un répertoire clinique n'est pas véritablement en accord avec l'idéal homéopathique, mais il reflète une nécessité pratique et constitue un moyen d'approche de l'homéopathie. Il est en effet difficile de ne pas partir de la maladie lorsqu'on veut indiquer au malade le remède homéopathique adapté à son cas.

Le lecteur est probablement habitué à se soigner en appliquant la méthode allopathique et à trouver immédiatement un remède lorsqu'il peut mettre une étiquette à son mal. Fréquemment, cette même procédure est adoptée par des médecins homéopathes reconvertis mais ayant exercé dans le domaine allopathique. Ils sont encore étroitement tributaires du concept de **maladie** qu'ils n'ont pas ancore remplacé par celui de **malade**.

Le répertoire qui suit a été lui-même constitué en fonction de ce système mais il indique différents remèdes possibles et différents types et taux de dilution pour une seule et même maladie. Le lecteur pourra ainsi mettre à profit un mode d'investigation plus authentique et individualiser le remède le plus « semblable » à ses symptômes personnels. En tout cas, il n'existe pas d'autre moyen de lui enseigner comment se soigner à l'aide de remèdes homéopathiques.

En ce qui concerne le choix de la dilution, il convient de se reporter à la leçon V, « La dose efficace ». Le répertoire indique, pour chaque remède, deux ou trois types de dilution hahnemannienne (décimal, centésimal et cinquante millésimales): une seule dilution devra être choisie et administrée jusqu'à l'amélioration de la pathologie en cours.

Lorsque sont indiqués différents degrés de dilution par ordre progressif, on partira toujours de la puissance la plus basse, pour adopter la dilution directement supérieure si aucune amélioration du cas n'est intervenue.

Les principaux remèdes cités ici seront traités de manière approfondie dans la *Matière médicale pure* (voir p. 155).

ABCES-SUPPURATION

L'abcès se forme par nécrose et refoulement des tissus environnants. La suppuration est un processus phlogistique et dégénératif qui conduit à la formation de pus.

REMEDE N. 1 : Apis mellifica

• Abcès initial, avec fort œdème environnant, pâle ou rouge, irritant, brûlant.
• Peut être accompagné de fièvre élevée ; absence de soif, alternance de peau sèche et de peau chaude avec transpiration ; mictions peu abondantes.
• Empire avec le chaud, avec le contact, la pression, et l'après-midi entre 16 et 18 heures.
• S'améliore avec des applications froides, à l'air libre, en se couvrant, après une diurèse importante.

Prescription :	– D6, 10 gouttes 4-5 fois par jour ;
	– D8, 10 gouttes 1-2 fois par jour ;
ou :	– 4CH, 4 granules 3 fois par jour ;
	– 7CH, 4 granules 2 fois par jour ;
ou :	– LM18, 5 gouttes 3 fois par jour, après avoir agité 10 fois le flacon ; ou bien, 1 cuillère à café de globules à diluer dans de l'eau avec de l'alcool.

REMEDE N. 2 : Belladona

• Abcès initial, avec tuméfaction, peau d'un rouge brillant, forte chaleur, douleur pulsante.
• Fièvre très élevée, peu de soif.

- Empire avec le contact, avec les secousses.
- S'améliore avec les applications froides.

Prescription : comme *Apis mellifica.*

REMEDE N. 3 : Hepar sulfuris

- Abcès déjà consolidé, très douloureux.
- Peut être accompagné de fièvre élevée.
- Transpiration acide, abondante, irritante.
- Pus fétide, souvent mélangé à du sang.
- Peau malsaine.
- Empire avec le froid, avec les courants d'air.
- S'améliore avec la chaleur et avec le chaud humide.
- *Hepar sulfuris* est un remède classique contre la suppuration aiguë. On le surnomme le « bistouri homéopathique » en raison de son efficacité foudroyante. Il peut également prévenir la suppuration.

Prescription :
- haute dilution : D30 ou 15-30CH ou LM24-30, pour résorber la suppuration ; une fois par jour ;
- basse dilution : D3-4 ou 3-4CH ou LM1-6, pour la favoriser.

• Eviter la dilution basse lorsque le drainage est difficile (oreilles, abdomen, abcès profond).

REMEDE N. 4 : Pyrogenium

- Abcès à son début ou de drainage difficile.
- Pus peu abondant, brûlure violente, odeur putride.
- Empire avec le froid humide.
- S'améliore à la chaleur, avec des applications chaudes.
- *Pyrogenium* est un biothérapique *(nosode)* de complément : il s'associe très bien avec *Hepar sulfuris* et *Lachesis mutus.*

Prescription :
- D5, D6, 10 gouttes toutes les 4 heures ;
- 5CH, 4 granules toutes les 6 heures ;
- 7-9CH, 4 granules toutes les 12 heures ;
- LM18, 5 gouttes à répéter 6 fois par jour.

REMEDE N. 5 : Mercurius solubilis

• Inflammation brûlante avec formation rapide de pus jaune verdâtre.
• Douleurs irritantes et brûlantes.
• Fièvre élevée et soif intense.
• Transpiration abondante, qui augmente pendant la nuit.
• Si l'abcès se trouve sur les amygdales, ou sur les gencives : langue d'un blanc jaunâtre, écorchée ; salivation intense ; soif dévorante ; haleine fétide.
• Empire pendant la nuit, avec la chaleur du lit.
• S'améliore avec le sec, avec la température modérée.

Prescription :
– ne jamais utiliser de basses dilutions qui favorisent la formation de pus !
– 7-9CH, 5 granules 2 fois par jour ;
– 12-15CH, 5 granules 1 fois par jour ;
– LM18-24, 5 gouttes 4 fois par jour.

REMEDE N. 6 : Lachesis mutus

• Douleurs aiguës provoquées par le blocage de la suppuration (dans les otites, les sinusites, etc.).
• Aspect pourpre livide de l'abcès.
• Peau et muqueuses d'une couleur tendant vers le bleu clair.
• Latéralité gauche marquée.
• Empire avec la chaleur, avec un contact même léger.
• S'améliore lors d'un écoulement vicariant (drainage indirect), comme les menstruations, une hémorragie, la sueur, etc.

Prescription :
– D30, 10 gouttes toutes les 6 heures pendant 24 heures ;
– 15CH, 4 granules toutes les 6 heures pendant 24 heures ;
– LM24-30, 5 gouttes toutes les 6 heures pendant 48 heures.

• Si la suppuration persiste, il faudra recourir à un drainage chirurgical.

REMEDE N. 7 : Silicea

• En période de guérison ou dans le cas d'abcès chroniques, avec fistules toujours ouvertes, sans amélioration.

- Sujet maigre, frileux, doté d'une vitalité limitée.
- S'aggrave avec le grand froid ou la grande chaleur.
- S'améliore avec le chaud sec, avec la diurèse, pendant les règles.

Prescription :
- D30, 10 gouttes 1-2 fois par jour ;
- 15CH, 4 granules 1-2 fois par jour ;
- LM24, 5 gouttes 2 fois par jour ;
- LM30, 5 gouttes 1 fois par jour.

REMEDE N. 8 : Calcarea iodata

- Abcès tonsillaires chroniques des enfants émaciés, lymphatiques, avec un gros ventre, une peau très sèche, mais qui transpirent pendant la nuit ou au moindre effort.
- Amygdalite cryptique.
- Expectorations verdâtres et purulentes.
- Empire avec la chaleur et pendant la nuit.
- S'améliore avec le frais.

Prescription :
- D8-12, 10 gouttes 2 fois par jour ;
- 7-9CH, 4 granules 2 fois par jour ;
- 15CH, 4 granules 1 fois par jour ;
- LM18, 5 gouttes 2 fois par jour.

REMEDE N. 9 : Calcarea sulfurica

- Abcès qui ne guérissent pas, fistules fréquentes.
- Abcès dentaires (spécifique). Abcès tonsillaires.
- Eruptions suppurantes.
- Pus jaune verdâtre, hématique.
- Langue flasque avec enduit jaune.
- Transpiration fréquente.
- Empire avec l'humidité et les courants d'air.
- S'améliore à l'air libre, dans la chaleur sèche.

Prescription : comme *Calcarea iodata.*

ACNE VULGAIRE

Il s'agit d'une affection phlogistique de la peau, observée principalement au moment de la puberté. L'acné concerne le follicule pilosébacé et souvent le tissu collagène. Elle varie d'un sujet à l'autre, d'une zone à l'autre, et d'une phase d'évolution à l'autre. Elle peut se manifester avec des :
- *comédons* ou points noirs, avec peau séborrhéique ;
- *microkystes* ou points blancs ;
- *papules* enflammées rouges et un peu sensibles ;
- *pustules* souvent brûlantes et lésées.

L'acné est chronique, caractérisée par des crises aiguës, souvent avant les menstruations, et de rémissions toujours plus longues ; elle disparaît le plus souvent après les vingt ans, tout en persistant parfois sous une forme affaiblie chez les personnes d'âge adulte.
Elle s'aggrave avec la chaleur et l'humidité, les émotions et les conflits d'ordre psychique. Le soleil a une action néfaste sur les microkystes du visage, tout en étant bénéfique pour les pustules situées sur le dos.

REMEDE N. 1 : Selenium

- Comédons, microkystes. Démangeaisons.
- Séborrhée grasse du visage et du cuir chevelu.
- Peau huileuse. Chute des cheveux et des poils.
- Epuisement physique et mental. Besoin persistant de dormir.
- Empire avec le soleil, la chaleur et l'alcool.
- S'améliore à l'air froid.

Prescription : – D6-8, 10 gouttes 2 fois par jour ;
– 4-7CH, 4 granules 2 fois par jour ;
– 9-15CH, 4 granules 1 fois par jour ;
– LM18, 5 gouttes 3 fois par jour.

• *Selenium* est un remède temporaire, symptomatique. Il sera complété par un remède de fond, le plus semblable au malade, choisi entre *Sulfur*, *Thuya* et *Natrum muriaticum* (Leçon IX).

REMEDE N. 2 : Eugenia jambosa

- Papule durcie, avec pointe.
- Peau endolorie.
- S'aggrave pendant les menstruations (la peau s'endurcit) et s'améliore après les mictions.

Prescription :	– D6, 10 gouttes 3 fois par jour ; – 5CH, 4 granules 2 fois par jour.

REMEDE N. 3 : Ledum palustre

- Acné papuleuse et papulo-pustuleuse sur le nez et le front.
- Empire avec la chaleur locale, le soir et au lit.
- S'améliore avec les pieds au contact du froid.

Prescription :	– comme *Eugenia jambosa.*

REMEDE N. 4 : Calcarea picrica

- Papules, pustules, sur le front, douloureuses.
- Pustules et furoncles de petite taille mais très douloureux dans l'oreille interne.
- Inflammation périfolliculaire.
- Sujet très fatigué, prostré.

Prescription :	– D3-4, 10 gouttes 4 fois par jour ; – D8-12, 10 gouttes 2 fois par jour ; – 4-7CH, 4 granules 3 fois par jour.

REMEDE N. 5 : Sulfur iodatum

- Il sera utilisé comme remède de fond dans l'acné papuleuse et papulo-pustuleuse (frontale et dorsale).
- Sujet maigre, avec beaucoup ou peu d'appétit.
- Augmentation de volume des ganglions lymphatiques (adénopathie).
- Frilosité avec bouffées de chaleur et palpitations.
- Excrétions âcres et irritantes.
- Désirs de cornichons, de citron et d'acides.
- Empire avec la chaleur, le temps humide et les menstruations.
- S'améliore à l'air froid et pendant l'hiver.

Prescription :	– D8-12, 10 gouttes 2 fois par jour ; – D30, 10 gouttes 1 fois par jour ; – 9-12-15CH, 4 granules tous les matins ; – LM18-24, 5 gouttes tous les matins.

ADIPOSITE (tendance à l')

Régulation de l'appétit

Prescription - une fois par semaine :
Hypothalamus 9CH (remède organothérapique) associé à *Nux vomica* 30CH. Le premier agit sur le système nerveux, le second désintoxique le malade.

Prescription quotidienne pendant au moins 4 semaines :
Un remède à choisir entre les différentes substances homéopathiques énumérées par la suite, en fonction de sa plus grande similitude avec le malade, et selon les modalités suivantes :
- D12, 1re et 2e semaines, 10 gouttes 2 fois par jour ;
- D20, 3e et 4e semaines, 10 gouttes 1 fois par jour ;
- 9CH, 1re et 2e semaines, 4 granules matin et soir ;
- 15CH, 3e et 4e semaines, 4 granules le matin ;
- LM18, 1re et 2e semaines, 5 gouttes 2 fois par jour ;
- LM24, 3e et 4e semaines, 5 gouttes chaque matin.

• Passer ensuite aux dilutions : D30, 30CH ou LM30 en espaçant de plus en plus les administrations.

REMEDE N. 1 : Ipeca

- Sujet irritable, toujours insatisfait.
- Langue propre, rose et humide.
- Nausée fréquente, accompagnée de démangeaison.
- Aversion contre la nourriture, à l'exception des sucreries.
- N'a pas soif ; salivation intense et douceâtre.
- Ne tolère pas la viande de veau et la viande grasse.
- La femme a des cycles anticipés et abondants.
- S'améliore avec le repos, empire avec le mouvement.

REMEDE N. 2 : Anacardium orientale

- Faim de loup, sujet jaloux, qui mange vite.
- Lorsqu'il mange, il se sent bien tout en se rendant compte qu'il a tort.
- C'est comme si deux personnes différentes habitaient en lui.

- Souvent, il jure, se parjure et devient grossier.
- Il n'a pas de mémoire.
- La femme est hystérique et souffre de dysménorrhée.
- S'améliore en mangeant et avec la chaleur ; empire avec le travail intellectuel, avec le froid et l'estomac vide.

REMEDE N. 3 : Antimonium crudum

- Sujet gourmand qui se gave de nourritures grasses.
- Se fâche si on lui reproche de trop manger.
- Compense ses désillusions sentimentales avec la nourriture.
- Enduit blanchâtre sur la langue, semblable à du lait.
- Vomissements et constipation alternés avec diarrhée ; hémorroïdes.
- S'améliore avec le chaud ; empire si le sujet mange trop, avec les aliments acides et les bains froids, après des désillusions sentimentales et la consolation.

REMEDE N. 4 : Natrum sulfuricum

- Corpulent, sanguin, indolent et mélancolique.
- Langue chargée, vert grisâtre.
- Douleurs à l'hypocondre droit, au foie.
- Flatulence et borborygmes ; diarrhée.
- Le sujet se sent intoxiqué : peu d'appétit mais soif violente.
- Désir de boissons froides ou glacées ; bière.
- Aversion pour le pain, les pommes de terre, le lait et les féculents.
- Menstruations abondantes avec sang irritant.
- Saignements de nez avant et après les menstruations.
- S'améliore avec la chaleur sèche et le mouvement ; empire avec le froid et l'humidité.

REMEDE N. 5 : Thuya

- Idées fixes, froid interne, insomnies, verrues.
- Sujet corpulent, adiposité gynoïde, cellulite.
- Mains suantes et froides ; peau malsaine.
- Visage gonflé et huileux ; lèvres violettes.
- Mange normalement mais a très soif.
- Déteste les pommes de terre et la viande, sale beaucoup sa nourriture.
- Envie de thé et de bière.
- S'améliore avec la chaleur ; s'aggrave avec le froid humide, avec le thé, le café et le tabac.

REMEDE N. 6 : Graphites

• Femmes obèses, pâles et frileuses, avec des retards menstruels ; sensibles à la musique, indolentes.
• Constipations fréquentes ; fèces noueuses en gros morceaux, unis par des filaments muqueux.
• Diarrhée : fèces liquides de couleur marron, mélangées avec des substances non digérées d'odeur fétide.
• Le sujet éprouve une aversion pour les aliments chauds et salés, le poisson, les gâteaux et la viande.
• Allégement avec la chaleur, en mangeant, avec le lait chaud, à l'air libre, avec des éructations et des flatulences.
• Aggravation avec le froid, la faim, les menstruations, la chaleur du lit, la pleine lune.

REMEDE N. 7 : Lachesis mutus

• Obésité de la femme lors de la ménopause ou du vieux buveur alcoolique.
• Alternance d'excitation et de dépression.
• Loquacité anormale, avec de brusques changements de sujets.
• Bouffées de chaleur, avec transpiration.
• Dort très mal et se lève fourbu, le matin.
• Ne supporte pas les vêtements serrés, les cravates, les ceintures.
• Constipations : selles dures et difficiles ; envie de défécation vaine.
• Envies d'alcool, de fruits de mer, d'aliments acides.
• S'améliore avec les éliminations ; empire avec le chaud, au printemps et en automne.

REMEDE N. 8 : Pulsatilla

• Jeune femme avec retards hormonaux, insuffisance thyroïdienne, ovarienne, surrénale
• Aménorrhée, dysménorrhée, congestion veineuse.
• Sécrétions d'un jaune verdâtre, non irritantes.
• Fèces toujours différentes ; absence de soif.
• Le sujet désire des aliments froids et des plats acides.
• Il a horreur du beurre, du gras, du pain, du lait et de la viande.
• S'améliore en se promenant dehors ; s'aggrave avec la chaleur, en été.

REMEDE N. 9 : Ignatia amara

• Femme avec maladies d'origine émotionnelle.
• Chagrin silencieux, colère avec anxiété ou peur.

- Boulimie en raison d'amour non partagé.
- Humeur changeante, très variable.
- Pleurs involontaires, inconsolables.
- Manifestations hystériques théâtrales.
- Spasme glottique.
- Empire avec la consolation, le café, les gâteaux, le tabac ; s'améliore en se distrayant, en s'amusant.

AEROCOLIE

Voir **FLATULENCE**

AEROPHAGIE, AEROGASTRIE, HALITOSE

Voir **HYPERACIDITE**

ALBUMINURIE

Voir **GROSSESSE**

ALLAITEMENT

Voir **GROSSESSE**

ALLERGIES

Les maladies allergiques (allergie signifie réaction anormale) sont liées à la production des immunoglobulines *IgE*. Cette réaction ne laisse pas nécessairement présumer un processus pathologique mais a lieu comme une réponse normale aux antigènes de la part du système immunitaire.
Les antigènes sont des substances organiques qui, une fois entrées dans l'organisme, provoquent la formation d'anticorps spécifiques, destinés à la défense de l'organisme. La maladie ne surgit que lorsque les *IgE* augmentent de façon anormale et persistante, en réponse aux stimulations d'allergènes animaux, végétaux ou alimentaires provenant de l'environnement.
Chez le sujet qui souffre d'allergie, on présume un terrain atopique, une prédisposition. Cette dernière est déjà annoncée par les allergies de l'enfant, pendant la première ou la deuxième année de vie : allergie au lait, aux poussières de la maison, aux poils de chien ou de chat. L'allergie peut se manifester sous forme de cernes sombres sous les yeux ou d'un rhume persistant, d'urticaire, de coliques ou de diarrhées.

On voit souvent apparaître par la suite ces manifestations cutanées et respiratoires qui préoccupent le malade et sa famille en raison de la fréquence des guérisons apparentes, suivies de fréquentes rechutes. Les manifestations peuvent être locales et générales, par ingestion d'allergènes avec les aliments (urticaire, vomissement, diarrhée, crampes musculaires), par inspiration (éternuements, rhinite allergique, asthme bronchial), ou par absorption à travers la peau (gonflements, tuméfactions).

Thérapie antiallergique

***Lorsque la substance allergisante n'est pas connue, on administre* Histaminum hydrochloricum.**

L'expérimentation pathogénique de ce remède a été effectuée en 1950 à Buenos Aires sur trente-neuf volontaires, en dynamisations centésimales basses, puis hautes.
Ce remède est à prescrire dans le cas d'*eczéma allergique*, de *rhume des foins* et d'*asthme bronchial*, en dilution D5-6-7, ou en 3-5-7-9-15CH.

Symptômes pathogéniques :
- asthénie générale, nervosité ; le sujet ne trouve pas les mots justes, oublie les noms des choses ;
- visage rouge et chaud, type brûlure au 1er degré ;
- papules rouges, prurigineuses, de la taille d'un petit pois, sur toute la surface du corps ;
- démangeaisons dans le nez qui est bouché ;
- gorge sèche, sensation d'un corps étranger dans la gorge ;
- toux tenace, sèche ;
- empire avec le mouvement, en se lavant, avec la chaleur ;
- s'améliore avec le froid, en se grattant.

Lorsque la substance allergisante est connue, on administre la même substance diluée et dynamisée, en haute dilution (D30-200; 30-200CH; LM24-30).

Les allergènes les plus communs sont: l'huître, le pollen de fleurs, la fraise, le pollen de céréales, le gluten de blé, le pollen d'herbes, le jaune ou le blanc d'œuf de poule, les articles ménagers en caoutchouc, les poussières domestiques, les insectes qui vivent dans la poussière, les poils de chien ou d'autres animaux domestiques, la laine pure, le caoutchouc, les moisissures, la poussière dans la chambre à coucher, les allergènes agricoles, les mauvaises herbes, le porc, le chocolat, les poussières industrielles.

Associer au précédent un des remèdes de fond suivant, en haute dilution, sur la base de l'ensemble des symptômes du patient.

REMEDE N. 1: Calcarea carbonica

- Sujet lymphatique, blond, pâle, frileux, adipeux, flasque, lent et facilement fatigué.
- Transpiration locale dans diverses parties du corps; très forte au niveau de la tête, la nuit, en dormant.
- Troubles du métabolisme du calcaire.
- Hypertrophie tonsillaire, adénopathie, polypes nasaux.
- Empire avec le froid, l'humidité, l'effort physique et mental, le lait, la pleine lune.

REMEDE N. 2: Lycopodium clavatum

- Sujet intelligent; musculature peu développée.
- Troubles hépatiques et digestifs; tous les désordres de l'organisme sont en rapport avec le foie.
- Rhinites, pharyngites.
- Aggravation lors de contrariétés, de consolation, de 16 heures à 20 heures; s'améliore avec le mouvement.

REMEDE N. 3: Natrum muriaticum

- Sujet frileux, maigre, maladif et anémique.
- Mélancolique, triste et silencieux.

- Ses maladies sont d'origine émotionnelle.
- Rhinites très fréquentes, saisonnières ou chroniques.
- Asthme lié à l'allergie nasale ; de 1 heure à 3 heures ; sèche ou avec de nombreuses sécrétions, alternativement.
- Eczéma sec ou suintant.
- Empire avec la chaleur, à la mer, au matin ; diminue à l'air libre par la transpiration.

REMEDE N. 4 : Arsenicum album

- Tendance morbide fondamentale : l'asthme.
- Tempérament nerveux ; visage terreux, pâle.
- L'enfant est très frileux, maigre et faible.
- Desquamation de la peau, fine.
- Peau pâle, froide, sèche et rugueuse.
- Peau avec de larges squames épaisses et dures.
- Prurit : se gratte jusqu'au sang.
- Irritation et inquiétude s'aggravent avec le froid et entre 1 et 3 heures.

REMEDE N. 5 : Psorinum

- Sujet dépressif, avec un sentiment de culpabilité prononcé.
- Dépression aggravée par le prurit.
- Peau à l'aspect sale, sèche et fissurée.
- Peau malsaine, susceptible de donner lieu à tout type d'éruption, habituellement prurigineuse.
- Toutes les excrétions sont horriblement fétides.
- Angines très fréquentes, fièvre des foins, asthme.
- Empire avec le froid, les fruits, le lait, avec le soleil en été, lorsqu'il doit se laver en hiver.
- S'améliore à l'air libre, en mangeant.

REMEDE N. 6 : Tubercolinum

- Le sujet aime voyager, il est incapable de rester longtemps au même endroit ou dans la même ville ; il a tendance à s'isoler.
- A très peur des chiens.
- Histoire familiale ou personnelle de tuberculose.
- Fragilité respiratoire, au moindre coup de froid.
- Végétations adénoïdes, hypertrophie tonsillaire.
- Amaigrissement malgré le bon appétit.
- Sueurs et faiblesse nocturne.
- Règles abondantes, longues et épuisantes ; métrorragie.

- Envie de viande fumée, de gâteaux et d'alcool.
- Appétit capricieux ; le sujet mange aussi pendant la nuit.
- Rhinite allergique saisonnière ; laryngite ; asthme.
- Empire avec le froid, lors des changements de temps, avec l'humidité, la chaleur de l'habitation, après un effort.
- S'améliore en marchant rapidement.

AMYGDALITE AIGUE

Les amygdales sont des organes de tissus lymphatiques situés de chaque côté de la gorge, à la base de la langue. Les végétations adénoïdes sont placées en arrière de la gorge, derrière le voile du palais.
L'ensemble de ces organes constitue une barrière défensive antibactérienne. Ils bénéficient d'un afflux de sang chargé de globules blancs dont la tâche constitue à détruire les micro-organismes pathogènes. La bataille contre les bactéries entraîne des phénomènes d'hypertrophie et d'inflammation qui portent le nom d'angine ou d'amygdalite.
Les remèdes suivants doivent être employés dans le cas d'une *forme aiguë* de la maladie, ils atténuent les symptômes et accélèrent le processus de guérison naturelle.

Prescription : – D6-8, 10 gouttes 3 fois par jour ;
– 6-7-9CH, 4 granules, 1-2 fois par jour ;
– LM18, 5 gouttes 3 fois par jour.

REMEDE N. 1 : Apis mellifica

- Inflammation subite avec tendance aux œdèmes.
- Amygdales rouge rosé avec élancements douloureux.
- Amygdales ulcérées avec sécrétions blanchâtres.
- Dysphagie et absence de soif.
- L'enfant ne veut pas être touché.
- Empire avec des applications chaudes.
- S'améliore avec des boissons froides.

REMEDE N. 2 : Belladona

- Inflammation subite et violente de la gorge.
- Fièvre élevée, amygdales d'une couleur rouge vif.
- Sensation intense de sécheresse, sans soif.

• Lorsqu'il avale des liquides, le sujet a l'impression d'avoir la gorge serrée; agitation.
• Papilles linguales rougies et érigées.

REMEDE N. 3 : Mercurius solubilis

• Zone d'un rouge intense à proximité des amygdales.
• Ganglions du cou enflammés et sensibles.
• La salivation est augmentée, l'haleine fétide.
• Douleurs piquantes dans les oreilles, en avalant.
• Empire avec les boissons très froides ou très chaudes.

REMEDE N. 4 : Phytolacca decandra

• Anneau lymphatique complètement enflammé et de couleur rouge sombre, avec une sensation de corps étranger.
• Parfois, points blancs qui se réunissent en plaques.
• Les douleurs irradient dans les oreilles.
• Douleur prononcée au niveau de la tête et de la colonne vertébrale.
• Fièvre élevée, pouls extrêmement rapide.

REMEDE N. 5 : Kalium muriaticum

• Inflammation prononcée avec difficulté de respiration.
• Gorge grise avec taches blanches.
• De nombreuses mucosités.

AMYGDALITE CHRONIQUE

REMEDE N. 1 : Baryta carbonica

• Indiqué dans les cas légers provoqués par une exposition au froid ou au vent; par la suite, les amygdales augmentent de volume de manière chronique et s'endurcissent à la suite de crises inflammatoires récurrentes.
• Les enfants sont de constitution carbonique : fermeture des fontanelles et dentition tardive, grosse tête, ventre proéminent, tendance à l'adiposité, sensibilité au froid.

REMEDE N. 2 : Hepar sulfuris

• Chronicité due à des médicaments allopathiques.
• Tendance à l'abcès tonsillaire.

- Hypertrophie chronique des amygdales accompagnée d'une diminution de l'ouïe.
- Piqûres dans la bouche, avec sensation d'aiguilles ou d'éclats de verre.
- Lorsque le sujet avale, les douleurs se transmettent aux oreilles.
- L'enfant a des frissons, est sensible aux courants d'air, transpire beaucoup et est très irritable.
- Empire avec le froid et le soir ; s'améliore avec la chaleur.

REMEDE N. 3 : Ferrum phosphoricum

- Inflammation uniforme et rougissement.
- Fièvre peu élevée, hypertrophie chronique.
- Empire pendant la nuit.
- S'améliore avec des compresses froides.

ASTHME BRONCHIAL

Crise d'asthme dans un cas chronique

Prescription : – une fois par semaine :
– 1 dose de *Natrum sulfuricum* 30CH ;
– 1 dose de *Bacillinum* 30CH (*nosode*).

Crise d'asthme dans un cas aigu

- Au moment de la crise : *Hydrocyanicum acidum.*

Prescription : – D6, 10 gouttes chaque heure ;
ou : – LM6, 5 gouttes toutes les dix minutes.

- Avec des spasmes violents, après la crise : *Cuprum metallicum.*

Prescription : – D12, 10 gouttes tous les quarts d'heure ;
ou : – LM24, 5 gouttes toutes les dix minutes.

• Si la crise se produit après minuit, entre 1 et 3 heures : *Arsenicum album.*

Prescription : comme *Hydrocyanicum acidum.*

• Si la crise se produit entre 2 et 3 heures : *Kalium carbonicum.*

Prescription : comme *Hydrocyanicum acidum.*

• Si la crise est accompagnée de nausée et de vomissements : *Veratrum album.*

Prescription : comme *Hydrocyanicum acidum.*

• Si on est confronté à une faiblesse cardiaque : *Lobelia inflata.*

Prescription : comme *Hydrocyanicum acidum.*

• Si le sujet est âgé, comme *Cuprum metallicum.*

Quatre homéothérapiques à ne pas oublier

Prescription :
- D6, 10 gouttes 4 fois par jour ;
- 4CH, 4 granules 3 fois par jour ;
- LM6, 5 gouttes 6 fois par jour ; dans le cas de crises aiguës, toutes les dix minutes.
  Le flacon des LM doit être secoué énergiquement 10 fois de suite avant chaque administration.

REMEDE N. 1 : Antimonium tartaricum

• Forte accumulation de mucosités, râles prononcés à l'auscultation, incapacité d'expectorer.

- Visage très pâle ou cyanosé.
- S'améliore lors de l'expectoration.

REMEDE N. 2 : Galphimia glauca

- Hypersécrétion muqueuse aux yeux et au nez, éternuements violents.
- Hypersensibilité aux changements de temps.

REMEDE N. 3 : Blatta orientalis

- Asthme sous la forme de bronchite chronique.
- Asthme avec de nombreuses sécrétions ; le sujet ne peut pas expectorer.
- Empire avec le temps humide.

REMEDE N. 4 : Ipeca

- Toux asthmatique ou spasmodique, avec dépression accentuée et respiration sibilante (sifflante) ; visage cyanosé.
- Toux suffocante : l'enfant veut être assis, rigide.
- Nausée continuelle.

AVORTEMENT (menace de)

Voir **GROSSESSE**

BRONCHITE

Prescription :
- D8, 10 gouttes 2 fois par jour ;
- 9CH, 4 granules 2 fois par jour ;
- LM18, 5 gouttes 6 fois par jour (agiter).

REMEDE N. 1 : Aconitum napellus

- Crise aiguë après exposition au froid sec.
- Apparition subite de fièvre élevée et de symptômes marqués ; pouls plein, dur et accéléré.
- Peau chaude, rouge, sèche ; absence de sueur.
- Soif dévorante et désir d'eau froide.
- Toux comme un aboiement, croupale, rauque.
- Sujet très inquiet ; frissons accompagnés d'anxiété.
- Empire la nuit.

REMEDE N. 2 : Belladona

- Fièvre élevée, intense, spécialement chez les enfants.
- Pupilles dilatées, yeux brillants, regard fixe.
- Peau très rouge ; brûlante, irradie une forte chaleur.
- Transpiration des parties couvertes.
- Bouche et gorge rouges : sensation de sécheresse.
- Sommeil agité, avec spasmes musculaires.
- Empire après 15 heures et après minuit.
- S'atténue dans la pénombre, si le sujet est couché avec la tête surélevée par rapport au corps.

REMEDE N. 3 : Antimonium tartaricum

- Forte accumulation de mucosités dans les voies aériennes ; dyspnée prononcée ; râles audibles à distance.
- Toux suffocante, grasse ; le sujet ne peut expectorer.
- Empire en position couchée et à 3 heures.

REMEDE N. 4 : Ferrum phosphoricum

- Au départ, il agit comme *Aconitum*, mais la fièvre et la congestion sont moins fortes ; pouls plein, rapide, mais mou ; fièvre : 38° le matin, entre 38° et 39° le soir.
- Bouffées de chaleur ; saignements de nez ; sueurs nocturnes.
- Toux sèche, très douloureuse.
- Empire pendant la nuit ; s'améliore avec des applications froides.

REMEDE N. 5 : Bryonia alba

- Fièvre avec toux sèche, dure, spasmodique.
- Bouche sèche, amère ; langue sèche et très chargée.
- Brusques accès de soif avec l'envie de boire beaucoup d'eau, les accès étant très espacés pendant la journée.
- Douleurs aiguës au thorax augmentant lorsque le sujet respire à fond et diminuent si on lui comprime fortement le thorax.
- Aggravation avec le mouvement, la chaleur, pendant la nuit.
- Amélioration avec le repos et lorsque le sujet se couche sur le côté douloureux.

REMEDE N. 6 : Mercurius solubilis

- Fièvre avec frissons à fleur de peau, tremblements.
- Transpiration abondante qui ne soulage pas le malade.

- Langue enflée et flasque avec empreinte de dents.
- Toux qui empire la nuit ; expectoration diurne de mucus jaune verdâtre, purulent.
- Empire avec les températures extrêmes, avec le froid humide, pendant la nuit, avec la chaleur du lit et la transpiration.
- S'améliore avec la sécheresse et les températures modérées.

REMEDE N. 7 : Stannum metallicum

- Asthénie générale et impression de vide dans la poitrine.
- Sujet emphysémateux, antécédents tuberculeux.
- Toux grasse, caverneuse, humide, avec expectoration facile, abondante, jaune verdâtre, douce.
- Transpiration abondante pendant la nuit.

BRULURES D'ESTOMAC

Voir **HYPERACIDITE**

CLIMATERE

Voir **MENOPAUSE**

COLITE

Les colites sont des inflammations diffuses ou circonscrites du côlon. Elles sont caractérisées par des douleurs abdominales de type colique, accompagnées ou non de diarrhée, qui peut être alternée avec une constipation douloureuse. Les fèces sont de différents types, mêlées de mucosités et de sang.
La forme *aiguë* apparaît avec un gonflement et une augmentation de la circulation hématique de la muqueuse, par phénomène de vaso-dilatation capillaire. Des capillaires de la zone intéressée par l'inflammation suintent un exsudat, ce qui provoque la formation d'ulcérations. Les causes de la colite aiguë sont des facteurs alimentaires et bactériens.
La forme *chronique* est caractérisée par des lésions superficielles de la muqueuse (hypérémie, exsudat), de même que la forme aiguë, mais elle peut également se manifester exclusivement par des troubles fonctionnels, sans qu'il existe de lésions organiques apparentes. Cette chronicité étant typique des personnes nerveuses, elle peut découler de désordres psychosomatiques qui seront soignés à la base.
Les tableaux cliniques se composent de coliques abdominales, de diarrhée muqueuse et membraneuse et de constipation persistante.

Thérapie

Lorsque le thérapeute est confronté à un trouble d'origine bactérienne, il administrera, en plus du remède homéopathique simillimum, un ou deux nosodes choisis parmi les suivants :
Colibacillinum, Enterococcinum, Paratyphoïdinium, Anticolibacillinum, Tubercolinum crudum (T.K.).

> ***Prescription :*** – D12, 10 gouttes ou une ampoule une fois par jour ;
> – 15CH, 7 granules une fois par jour ;
> – LM24, 5 gouttes une fois par jour.

REMEDE N. 1 : Colocynthis

- Colite aiguë et chronique ; plutôt de type diarrhéique.
- La diarrhée apparaît après une crise de colère, un coup de froid ou des abus alimentaires.
- La constipation apparaît après un abus de médicaments.
- Fortes douleurs abdominales de type crampes, lacérantes.
- Le malade se plie en deux en cherchant un soulagement à ses douleurs.
- Excrétions diarrhéiques, d'abord jaunâtres, puis verdâtres.
- Météorisme : gonflement abdominal en raison de gaz contenus dans l'intestin.
- S'améliore avec la chaleur et une forte compression.

> ***Prescription :*** – D6-8, 10 gouttes 3-2 fois par jour ;
> – 4-5CH, 4 granules 3-2 fois par jour ;
> – LM6, 5 gouttes toutes les dix minutes (agiter la solution chaque fois), jusqu'à une amélioration définitive.

REMEDE N. 2 : Magnesia carbonica

- Forme aiguë et chronique ; diarrhée et constipation.
- Crampes, épreintes abdominales après les repas.
- Colique douloureuse avant et après la défécation.
- Borborygmes avant la défécation.
- Fèces diarrhéiques, aqueuses, vertes et écumeuses.
- Fèces diarrhéiques avec aliments non digérés.
- Constipation avec excrétions très dures.
- Aggravation nocturne, s'améliore avec le mouvement.

Prescription : – D8, 10 gouttes 2 fois par jour ;
– 9CH, 4 granules 2 fois par jour ;
– LM12, 5 gouttes 4-6 fois par jour (agiter).

REMEDE N. 3 : Magnesia phosphorica

- Perturbation aiguë et chonique, de type plutôt diarrhéique.
- Crampes très douloureuses que le sujet essaye de soulager en se pliant en deux et en appuyant fortement sur son ventre avec ses mains.
- La flatulence ne s'améliore pas après l'émission de gaz.
- Amélioration avec la chaleur et la friction.
- Aggravation avec le froid et pendant la nuit.

Prescription : comme *Magnesia carbonica.*

REMEDE N. 4 : Lycopodium clavatum

- Mal chronique ; de nombreux gaz ; la constipation prédomine.
- Distension de l'abdomen inférieur, avec passage de gaz du côlon de droite à l'angle colique de gauche, où le gaz accumulé se fait sentir avec des douleurs lancinantes.
- Fermentation intestinale après avoir mangé des fruits et pendant les règles ; borborygmes vers la fin de l'après-midi et le soir, après manger ; éructations qui améliorent l'état.
- Flatulences abdominales de temps en temps ; l'émission de gaz procure du soulagement, surtout le soir.
- Excrétions dures au début, puis molles ; ou même liquides avec des petits morceaux, de la taille d'une noisette ; mucus, mucosités visqueuses et rouges dans les fèces.

Prescription : – D8-10, 10 gouttes 2 fois par jour ;
– 9-15CH, 4 granules 2-1 fois par jour ;
– LM18, 5 gouttes 4-6 fois par jour.

REMEDE N. 5 : Kalium carbonicum

- Etat chronique ; le plus souvent constipation ; accumulation de gaz.
- Distension anormale de l'abdomen, même lorsque le sujet mange peu ; tout ce qu'il mange se transforme en gaz.

- Excréments volumineux, de constipation ; hémorroïdes concomitantes.
- Deux heures avant de déféquer, le sujet éprouve déjà des douleurs.
- Empire entre 2 et 4 heures du matin, avec le froid et l'humidité.
- S'atténue avec la chaleur.

Prescription : comme *Magnesia carbonica.*

REMEDE N. 6 : China officinalis

- Affection aiguë et chronique : diarrhéique ; avec de nombreux gaz.
- Enorme distension flatulente du ventre, redoublant après les repas ; fort tympanisme ; ne s'améliore pas après l'émission de gaz ; éructations qui aggravent l'état.
- Fermentation après assimilation de fruits, météorisme après boissons.
- Diarrhée ; l'après-midi ; après sevrage chez le nouveau-né ; périodique tous les deux jours.
- Diarrhées indolores, avec flatulence importante ; augmente la nuit, après avoir mangé, après les fruits, avec la chaleur.
- Excréments avec restes d'aliments non digérés : la nuit, le matin.
- Constipations : fèces vertes et dures.
- Langue blanchâtre.

Prescription : comme *Magnesia carbonica.*

REMEDE N. 7 : Nux moscata

- Cas aigu et chronique ; diarrhée et constipation ; flatulence.
- Totale distension abdominale pendant le repas et aussitôt après, même lorsque le sujet a peu mangé : il tombe alors dans une somnolence profonde, comme s'il était ivre.
- Bouche très sèche, sans sensation de soif.
- Fèces diarrhéiques après le froid ou les boissons froides.
- Diarrhée qui s'améliore avec l'humidité et le lait bouilli.
- Constipations avec fèces molles mais élimination difficile.
- Sujet névrosé ; la défécation lui procure un malaise général pendant et après.
- Aggravation après un choc émotif et avec la grossesse.

Prescription : comme *Colocynthis.*

REMEDE N. 8 : Carbo vegetabilis

- Cas aigu et chronique ; diarrhéique ; nombreux gaz.
- Distension et douleurs abdominales qui irradient vers les membres inférieurs, à gauche en particulier.
- Enorme flatulence au niveau des hypocondres (haut de l'abdomen).
- Météorisme abdominal après avoir mangé.
- Borborygmes continuels ; les gargouillements intestinaux s'atténuent lors de l'émission incessante de gaz chauds, humides et fétides.
- Diarrhée avec gaz fétide dont l'émission procure un grand soulagement.
- Fèces diarrhéiques, dysentériques, brûlantes, avec une odeur cadavérique ; molles, mais difficiles à évacuer.
- Aggravation avec la chaleur, avec le chaud humide.
- Amélioration lors de l'élimination de gaz et en soulevant les jambes et les pieds.

Prescription : comme *Colocynthis.*

CONSTIPATION

La constipation (du latin *constipare*, serrer) est un trouble de la fonction défécatoire.
Elle désigne la difficulté à évacuer le gros intestin d'une manière suffisante et régulière. Elle est souvent causée par une altération fonctionnelle de la motilité colique, laquelle entraîne un retard dans la progression de l'évacuation des résidus digestifs.
On peut être confronté à une constipation « normale », due à une diminution de l'excitabilité des nerfs sensitifs de la muqueuse de la zone pelvirectale de l'intestin, ou à une constipation « atonique », due à une diminution du tonus et du péristaltisme intestinaux, celle-ci étant elle-même liée à des facteurs nerveux ou musculaires ; à une constipation « spasmodique », due à une augmentation du tonus musculaire de certaines parties du gros intestin ; et, enfin, à une constipation « chronique idiopathique », lorsque le côlon manque de mobilité, il n'y a ni douleur abdominale ni stimulation, l'évacuation est difficile et incomplète, le temps de transit est augmenté.

REMEDE N. 1 : Nux vomica

• Constipation chronique, spasmodique; biotype bilieux-nerveux, sthénique, hypersensible, colérique, impulsif.
• Constriction anale très douloureuse, désirs constants mais inefficaces.
• Excréments rares et insuffisants, évacuation difficile.
• Cette constipation fait parfois place à la diarrhée.
• Causes : vie sédentaire ; grossesse.
• Empire le matin, avec le froid, après les repas.
• S'améliore avec le mouvement.

Prescription : – D12-15, 10 gouttes 2-1 fois par jour ;
– 9-15CH, 4 granules 2-1 fois par jour ;
– LM18-24, 5 gouttes 4-3 fois par jour.

REMEDE N. 2 : Bryonia alba

• Constipation chronique, atonique ; spécifique des enfants.
• Biotype bilieux-sanguin, sthénique, colérique.
• Evacuation difficile en raison du tonus musculaire déficient et de l'inactivité rectale.
• Muqueuses sèches ; peu de sécrétions intestinales.
• Fèces grosses, dures, sèches, comme fendues.
• Aggravation avec les boissons chaudes, avec le mouvement.
• Amélioration avec la pression et le repos.

Prescription : – D8, 10 gouttes 2 fois par jour ;
– 7-12CH, 4 granules 2-1 fois par jour ;
– LM18, 5 gouttes 3 fois par jour.

REMEDE N. 3 : Graphites

• Constipation chronique, atonique ; biotype asthénique, atonique, lymphatique-sanguin ; très timide ; dépressif.
• Inactivité rectale, aucune stimulation.
• Défécation difficile, les fèces restant longtemps dans le rectum sans aucun stimulus ; grosses, compactes, avec mucus dense et visqueux.
• Prurit et excoriations anales, humidité gélatineuse.
• Empire avec la chaleur, avec les règles et en se grattant.

Prescription :	– D15-30, 10 gouttes 2 fois par jour ; – 15-30CH, 4 granules 1 fois par jour ; – LM30, 5 gouttes 2 fois par jour.

REMEDE N. 4 : Natrum muriaticum

- Constipation atonique ; biotype lymphatique-asthénique.
- Inactivité rectale ; sécheresse des muqueuses.
- Défécation difficile, avec efforts inefficaces.
- Les fèces sont insuffisantes et ont tendance à remonter ; anus sanguinolant.
- Empire avec les menstruations, au bord de la mer, avec la chaleur.

Prescription : comme *Graphites.*

REMEDE N. 5 : Silicea

- Constipation chronique ; biotype lymphatique-nerveux ; asthénique, atonique, psycho-asthénique.
- Inactivité rectale : dès qu'ils commencent à sortir, les excréments remontent dans le rectum.
- Fèces dures, noueuses, douleurs brûlantes.
- Episodes diarrhéiques chez les sujets émaciés.
- Fréquente apparition d'hémorroïdes avec ulcération.
- S'aggrave avant les menstruations.
- S'améliore avec la chaleur.

Prescription : comme *Graphites.*

REMEDE N. 6 : Ammonium muriaticum

- Constipation chronique ; biotype lymphatique-nerveux, asthénique, obèse ; congestion hépathique chronique.
- Fèces déshydratées, dures, sèches et en petits morceaux.
- Elles s'émiettent au bord de l'anus.
- Empire le soir et s'améliore avec les bains chauds.

> ***Prescription :*** comme *Graphites.*

REMEDE N. 7 : Collinsonia canadensis

- Constipation chronique ; stase de la circulation portale.
- Expulsion hyperalgique avec coliques et diarrhées.
- Excréments de type caprin, secs et plutôt clairs.
- Fèces volumineuses, claires, évacuées avec peine ; sensation de pointes aiguisées dans l'anus.
- Empire à la moindre émotion et pendant la nuit.
- Amélioration au matin.

> ***Prescription :*** comme *Nux vomica.*

REMEDE N. 8 : Thuya

- Constipation chronique ; biotype lymphatique-sanguin ; obèse cellulitique ou acnéique ; déminéralisé, indolent.
- Envies inefficaces, difficulté pour éliminer les excréments de grande dimension qui retournent dans le rectum après avoir été partiellement expulsés.
- Les hémorroïdes qui apparaissent parallèlement sont un obstacle supplémentaire à la défécation.
- Constipation alternée avec diarrhée avec fèces huileuses et gaz et expulsion de gaz.

> ***Prescription :*** comme *Nux vomica.*

REMEDE N. 9 : Causticum

- Constipation chronique ; asthénie physique ; tendance à la parésie ; biotype lymphatique-sanguin-nerveux.
- Envies inefficaces accompagnées de douleurs très violentes.
- Sensation douloureuse de chair à vif dans le rectum et l'anus.
- Fèces de type caprin, huileuses et visqueuses.
- Empire en se levant avec le froid sec, le soir après avoir mangé, avec le café.
- S'améliore avec l'humidité et avec les boissons froides.

Prescription : comme *Graphites.*

CYSTITE

La cystite est une inflammation de la vessie apparaissant comme symptôme autonome ou comme conséquence d'autres lésions localisées dans l'organe lui-même ou dans d'autres organes.
L'inflammation *aiguë* est causée par des agents bactériens, des substances chimiques, des irritations mécaniques, des parasites ou des champignons. L'inflammation *chronique* affecte une ou plusieurs couches de la paroi vésicale. La vessie présente souvent une capacité et une élasticité réduites, ainsi qu'un épaississement de la paroi.
La *cystalgie* (névralgie de la vessie) est un syndrome douloureux vésical, beaucoup plus fréquent chez les femmes, chez lesquelles elle est souvent associée à des lésions des organes génitaux.

Thérapie

En plus de la substance homéopathique qui correspond au simillimum, il peut s'avérer nécessaire, en présence d'un agent bactérien responsable de la maladie, de prescrire une substance biothérapique ou nosode, un isotope correspondant au cas. L'isothérapie est un bon complément de l'homéothérapie. Voici une liste de quelques nosodes : *sérum anticolibacillinum, Colibacillinum, Proteus morgani, Proteus, Shigella disenteriae, Streptococcus faecalis, Psorinum.*

Prescription :
- en aigu : D3, ampoule, voie orale, toutes les 2 ou 3 heures ;
- en subaigu : 7CH, 4 granules 2 fois par jour ;
- en chronique : 15CH, 4 granules 1 fois par jour.

REMEDE N. 1 : Aconitum napellus

• Cystite aiguë chez un sujet jeune, sanguin, énergique au niveau des réactions, mais anxieux et peureux.
• Tension vésicale ; douleurs pendant la miction, plus intenses au début ; l'urine semble trop chaude.

- Anxiété avant de commencer à uriner.
- L'enfant met les mains sur ses organes et pleure.
- Mictions involontaires, avec peur et soif.
- Empire avec les stimulants, le vin et le tabac.

Prescription :	– D6, 10 gouttes 3 fois par jour ; – 5-7CH, 4 granules 2-3 fois par jour ; – LM12-18, 5 gouttes 6 fois par jour.

REMEDE N. 2 : Apis mellifica

- Cystite aiguë : brûlure, élancements dans le col de la vessie, le long de l'urètre et jusqu'aux reins.
- Miction fréquente ou peu abondante ; spasme dans le sphincter vésical qui pousse à uriner (ténesme).
- Aggravation avec la chaleur, le contact, la pression.

Prescription : comme *Aconitum napellus*.

REMEDE N. 3 : Belladona

- Cystite aiguë, spasmes vésicaux, incontinence.
- Douleurs de type contusion, pression et blessure au col de la vessie, aggravées par le moindre choc, et par les secousses.
- Sujet nerveux et irritable quand il se sent mal.

Prescription : comme *Aconitum napellus*.

REMEDE N. 4 : Cantharis

- Cystite aiguë, avec douleurs violentes et brûlantes, besoin fréquent et urgent d'uriner.
- Urines peu abondantes, parfois sanguinolantes ou purulentes.
- Douleurs avant, pendant et après la miction.
- Douleurs urétrales, brûlantes, lacérantes comme un rasoir.
- Sujet hypersensible dans tout le corps.
- Aversion pour l'eau ; empire dès qu'il voit ou qu'il entend de l'eau et lors d'applications froides.

> ***Prescription :*** comme *Apis mellifica.*

REMEDE N. 5 : Mercurius corrosivus

• Cystite aiguë avec mictions fréquentes mais goutte à goutte, peu abondantes, purulentes, extrêmement douloureuses.
• Ténesme vésical douloureux, parfois associé à un ténesme rectal.
• Urines troubles ou sanguinolentes ; albumine, cylindres granuleux.
• Etiologie : il existe souvent une colibacillose chronique.
• Sujet fréquemment anxieux, dépressif, faible, sujet à des insomnies ; parfois phobique ; transpire à chaque mouvement.
• Empire pendant la nuit, s'améliore avec le mouvement.

> ***Prescription :*** – D10, 10 gouttes 2 fois par jour ;
> – 15CH, 4 granules 1 fois par jour ;
> – LM24, 5 gouttes 4 fois par jour (agiter) ;
> – *Colibacillinum*, nosode, pour colibacillose confirmée par des analyses médicales ;
> – 15CH, 5 granules par jour ;
> – LM18, 5 gouttes par jour (agiter).

REMEDE N. 6 : Capsicum annuum

• Cystite aiguë avec brûlures et ténesme.
• Miction fréquente, très douloureuse et abondante.
• Etiologie : alcools, abus de café, suites d'inflammations aiguës des muqueuses.
• Sujet irritable, têtu, taciturne.
• Empire avec le froid, vers le soir ; améliore avec le chaud.

> ***Prescription :*** comme *Apis mellifica.*

REMEDE N. 7 : Cannabis sativa

• Cystite aiguë et chronique, aggravée par le tabac et les liqueurs ; étiologie ; alcoolisme.
• Mictions soit fréquentes soit peu abondantes.
• Mictions goutte à goutte, jet bifurqué.

• Douleurs brûlantes, avant, pendant et après.
• Urines qui sentent la violette.
• La femme est constipée ; elle a des règles abondantes ; elle risque d'être frappée d'aménorrhée si elle se fatigue trop.

Prescription : comme *Apis mellifica.*

REMEDE N. 8 : Equisetum hiemale

• Cystite aiguë et chronique ; mictions abondantes, fréquentes, ou mictions goutte à goutte.
• Douleur en fin de miction et après avoir uriné.
• Douleur type blessure ou contusion.
• Sensation d'avoir la vessie toujours pleine.
• Urines troubles, sombres, avec beaucoup de mucus.
• Miction involontaire nocturne, sans cause évidente, avec irritation vésicale.
• Langue crevassée.

Prescription : comme *Apis mellifica.*

DEPRESSION APRES L'ACCOUCHEMENT *Voir* GROSSESSE

DIARRHEE

Emission de selles liquides ou semi-liquides à une fréquence anormale. Ce symptôme fréquent peut être provoqué par toute une série de facteurs. On peut distinguer :
- les *diarrhées aiguës*, bénignes, dues à des excès alimentaires, à un choc ou à un rhume ; celles, plus graves, provoquées par une infection ; celles liées à la prise d'antibiotiques ;
- les *diarrhées chroniques* pouvant avoir de nombreuses causes : endocrinienne, névrotique, organico-digestive, tumorale ;
- les *diarrhées fonctionnelles*, sans cause apparente, où le « terrain » joue un rôle important, c'est-à-dire la constitution du patient, son tempérament et sa prédisposition à tomber malade.

Dans tous les cas, l'homéopathie, « médecine de terrain », peut faire beaucoup dans ce domaine, avec des remèdes capables de guérir la manifestation aiguë sur la base du déséquilibre chronique et du terrain.

Thérapie

Prescription dans un cas aigu :
- D6, 10 gouttes 3 fois par jour ;
- 4CH, 4 granules 3 fois par jour ;
- LM6, 5 gouttes 4 fois par jour.

Prescription dans un cas chronique :
- D12-30, 10 gouttes 2-1 fois par jour ;
- 9-15CH, 7 granules 2-1 fois par jour ;
- LM18-24, 5 gouttes 2-1 fois par jour.

REMEDE N. 1 : Podophyllum

• Diarrhée aiguë, bénigne, tôt le matin, au moment des grandes chaleurs ; à cause d'aliments mal digérés ; à cause de fruits.
• Pendant la dentition du bébé.
• Selles en jet, abondantes, aqueuses, jaunâtres ou verdâtres, muqueuses, avec des flatuosités fétides.
• Après la diarrhée : malaise général et sensation de vide partant de l'abdomen, prostration.
• Langue chargée, soif intense, éructations acides.
• Un prolapsus du rectum peut avoir lieu parallèlement.
• Aggravation le matin, avec le temps chaud.
• Amélioration lorsque le sujet s'allonge sur le ventre.

REMEDE N. 2 : Aloe socotrina

• Diarrhée aiguë, bénigne ; aussitôt après avoir mangé ou bu ; beaucoup de gaz, fétides et sonores.

- Besoin pressant, avec émission de gaz brûlant.
- Incontinence légère du sphincter anal.
- Les selles sortent en explosion, en raison de la forte pression du gaz.
- Fèces liquides, jaunâtres, souvent aqueuses, avec mucus.
- Empire avec la chaleur, s'améliore avec le frais.

REMEDE N. 3 : Antimonium crudum

- Diarrhée aiguë provoquée par des troubles gastriques, avec un gros foie ; biotype lymphatique-sanguin.
- Excès de nourriture, d'aliments acides, saison chaude.
- Eructation avec le goût dans la bouche des aliments ingérés.
- Forte nausée, vomissements, diarrhée semi-liquide, ténesme.
- Langue recouverte d'un enduit laiteux.
- Diarrhée qui peut être chronique, avec alternance de constipation ; chez les gros mangeurs avec digestion difficile ; foie hypertrophié ; hémorroïdes prurigineuses, sanguinolentes.
- S'aggrave avec le froid humide, s'améliore à l'air libre.

REMEDE N. 4 : Cuprum arsenicosum

- Diarrhée aiguë avec crampes et sensations de collapsus.
- Abdomen tendu, très chaud.
- Spasmes, comme une torsion des viscères dans la partie basse de l'intestin.
- Coliques abdominales avec vomissement.
- Empire avec la pression, diminue avec le repos.

REMEDE N. 5 : Arsenicum album

- Diarrhée aiguë, après minuit, après des aliments et des boissons froides ou des glaces, surtout chez les personnes âgées.
- Diarrhée provoquée par une intoxication alimentaire.
- Selles putrides, à l'odeur cadavérique ; sanguinolentes, excoriantes, avec ténesme et douleurs fulgurantes.
- Diarrhée et vomissements simultanés.
- Vomissement fréquent, violent : le sujet vomit tout.
- Vomissement bilieux, noir, vert et fétide.
- Biotype asthénique, maigre, pâle, frileux.
- Empire entre 1 et 3 heures du matin ; avec l'air froid, en ingérant des aliments et des boissons froides.
- S'améliore avec des applications chaudes et en transpirant.

REMEDE N. 6 : Pulsatilla

- Diarrhée aiguë, après s'être échauffé, après des aliments gras et riches, après des fruits ou des gâteaux, après de l'opium ou l'abus de quinine.
- Douleurs hypogastriques paroxystiques.
- Diarrhée nocturne, variable : aqueuse, muqueuse, verdâtre, blanche, comme des œufs brouillés.
- Empire avec les graisses, avec les aliments chauds, dans une pièce chaude.
- S'améliore à l'air libre.

REMEDE N. 7 : China officinalis

- Diarrhées aiguës des femmes qui allaitent.
- Diarrhées périodiques.
- Diarrhées de la saison chaude, intervenant l'après-midi.
- Selles jaunâtres, aqueuses, avec des aliments non digérés après avoir mangé des fruits.
- L'expulsion de gaz n'apporte aucun soulagement.
- L'état empire avec des fruits et du thé.

REMEDE N. 8 : Gelsemium sempervirens

- Diarrhée dans l'attente d'examen, d'épreuves importantes, de nouvelles excitantes, à la suite d'une peur, d'une frayeur.
- Diarrhée involontaire, non douloureuse.
- Diarrhée de couleur crème ou vert thé.
- Biotype lymphatique-nerveux, émotif, trépidant.
- Aggravation avec les émotions, en pensant à ses malheurs.
- Amélioration avec une miction abondante.

REMEDE N. 9 : Veratrum album

- Diarrhée de type choléra : selles comme de l'eau de riz, abondantes, exténuantes.
- Crampes aux mollets, sueur froide sur le front.
- Vomissements fréquents et nausée, avec alternance de diarrhée.
- Biotype lymphatique-nerveux, asthénique.
- Empire pendant l'évacuation ; pendant la nuit, avec le froid humide, avec la chaleur du lit, avant et après les règles, en buvant de l'eau, après une frayeur.

DRAINAGE APRES L'ACCOUCHEMENT *Voir* GROSSESSE

DYSMENORRHEE

Les menstruations jouent un rôle capital dans la vie d'une femme. Elles peuvent être altérées par des troubles locaux et généraux de différents types. Parmi eux, les dysménorrhées, des phénomènes douloureux rythmés par le flux menstruel qui apparaissent avant ou pendant les règles. Elles peuvent dépendre d'un dérèglement hormonal, de troubles neuro-végétatifs, ou de facteurs psychiques, lesquels influencent notablement la régularité des fonctions féminines.

REMEDE N. 1 : Pulsatilla

- Remède très utile pendant la puberté.
- Biotype lymphatique-sanguin.
- Aménorrhée par stase veineuse.
- Menstruations retardées, peu abondantes, ne durant qu'un seul jour.
- Elles peuvent s'arrêter pendant un jour et reparaître.
- Arrêt des menstruations.
- Flux menstruel âcre, excoriant, brûlant, crémeux.
- Sang noir, épais, en partie coagulé.
- Règles très douloureuses, avec agitation.
- Douleurs rénales, ventrales, aux cuisses, pendant les menstruations.
- Diarrhée durant et après les règles.
- Leucorrhée épaisse, abondante, peu irritante ou pas du tout, entre les menstruations.

Prescription :
- D3-6, 10 gouttes 4-3 fois par jour ;
- 4-7CH, 4 granules 3-2 fois par jour ;
- LM6, 5 gouttes toutes les vingt minutes (agiter).

REMEDE N. 2 : Coffea cruda

- Remède agissant sur les nerfs, sur la sensibilité tactile et à la douleur.
- Biotype bilieux-nerveux, euphorique.
- Menstruations sombres, fréquentes, membraneuses avec des caillots.
- Dysménorrhée avec coliques extrêmement douloureuses.

• Douleurs utérines très violentes, intolérables.
• Empire avec les émotions excessives (surprises agréables) ; avec le froid, le bruit, le thé et l'alcool.
• S'améliore avec la chaleur et en se couchant.

Prescription : – D8-12, 10 gouttes 2 fois par jour ;
– 9-15CH, 4 granules 2-1 fois par jour ;
– LM18-24, 5 gouttes toutes les dix minutes (agiter).

REMEDE N. 3 : Caulophyllum thalictroides

• Remède avec action sélective sur l'utérus.
• Flux menstruel insuffisant et trop en avance.
• Haleine désagréable pendant la menstruation.
• Douleurs névralgiques discontinues et spasmodiques.
• Ces douleurs irradient de l'utérus vers les seins, mais changent ensuite d'endroit ; elles sont intermittentes comme pendant l'accouchement.
• La patiente hurle de douleur.
• Sensation d'étirement dans les membres inférieurs qui sont très fatigués.
• Intense sensation de faiblesse et tremblement interne.
• Leucorrhée excoriante, abondante et accablante.
• Empire à l'air libre, avec le café et avec le froid.

Prescription : – D30, 10 gouttes, 2 fois par jour ;
– 30CH, 5 granules, 1 fois par jour ;
– LM30, 5 gouttes toutes les dix minutes (agiter).

REMEDE N. 4 : Actaea racemosa

• Soigne de nombreux désordres menstruels.
• Biotype bilio-nerveux, dépressif, insomniaque.
• Dystonie neuro-végétative.
• Flux inégal : abondant, insuffisant, absent.
• Plus le flux est abondant et plus les douleurs augmentent.
• Douleurs intenses pendant toute la durée des règles.
• Décharges musculaires, spasmes, convulsions, tremblements.
• Douleurs dans le ventre.
• Empire avec l'humidité.
• S'améliore avec la chaleur.

Prescription : comme *Caulophyllum thalictroides.*

REMEDE N. 5 : Viburnum opulus

- Action spécifique sur les organes génitaux féminins.
- Dysménorrhée accompagnée d'agitation nerveuse.
- Le sujet a l'impression que son cœur s'arrête de battre et qu'il ne respire plus.
- La douleur commence dans la colonne vertébrale, se propage dans l'abdomen jusqu'à l'utérus, où elle devient spasmodique.
- Menstruations courtes, en retard, intermittentes ; coagulations.
- Leucorrhée abondante, excoriante, incolore.
- Aggravation dans une pièce chaude, avec le mouvement.
- Amélioration avec le frais, la pression, le repos.

Prescription : comme *Pulsatilla.*

REMEDE N. 6 : Magnesia phosphorica

- Dysménorrhée névralgique avec crampes et spasmes.
- Biotype lymphatique-nerveux, hypersensible.
- Empire avec le froid, avec le contact, pendant la nuit.
- Diminue avec des applications chaudes sur l'estomac.

Prescription : comme *Caulophyllum thalictroides.*

REMEDE N. 7 : Chamomilla

- Biotype biliaire, nerveux, caractère colérique.
- Règles en avance, trop abondantes et douloureuses.
- Coliques violentes, spasmes aux membres inférieurs.
- Seins durs et sensibles ; envie d'uriner.
- Flux sombre, fréquent, membraneux, avec des caillots, d'odeur désagréable.
- S'aggrave avec la colère, la chaleur ; l'air froid de la nuit ; s'améliore avec la chaleur locale, le temps chaud et humide, la transpiration.

Prescription : comme *Coffea cruda.*

REMEDE N. 8 : Follicolinum

- Excès de folliculine, un hormone naturel produit par l'ovaire.
- Migraine prémenstruelle, météorisme, palpitations.
- Lombalgie au moment de l'ovulation et avant les règles.
- Règles prolongées, sang rouge avec caillots.
- Règles douloureuses au cours des premiers jours, seins congestionnés.
- Aggravation au moment de l'ovulation, avant les règles, avec la chaleur, avec le repos, pendant la nuit, avant la ménopause.
- Amélioration à partir du troisième jour des règles, avec l'air frais, à l'extérieur, avec le mouvement.

Prescription :
- D3-4, 10 gouttes 3 fois par jour, en cas d'aménorrhée, de règles peu abondantes, insuffisantes ;
- 7CH, 4 granules par jour, pour régulariser le cycle ;
- 9CH, 10 granules le dixième jour du cycle, lorsque les douleurs sont très fortes le quatorzième jour ;
- 9CH, 10 granules, 5-6 jours avant les règles ;
- LM18, 5 gouttes par jour, pour régulariser le cycle ;
- LM30, 5 gouttes toutes les dix minutes jusqu'à amélioration (agiter), lors de l'apparition des symptômes.

DYSTONIE NEURO-VEGETATIVE

Confronté à un certain nombre de troubles physiques qui affligent un malade épuisé au point de vue nerveux, le médecin parle fréquemment de « dystonie neuro-végétative ». Il tend ainsi à souligner la perte de tonicité du sujet, lequel ne fait plus preuve de la vigueur et de l'efficacité qui lui sont habituelles.
Le malade se sent tranquillisé. Il est à présent convaincu de ne pas être atteint d'une « vraie » maladie, mais seulement de troubles fonctionnels. Ces derniers ne concernent pas la structure d'un organe ou d'un appareil mais leur système de fonctionnement qui aurait besoin d'un petit entretien.
En réalité, la dystonie neuro-végétative est un ensemble de plusieurs symptômes de perturbation de la vie végétative du patient. On est véritablement confronté à une altération de la régulation nerveuse végétative centrale.
Le système nerveux végétatif est celui qui gouverne l'innervation des viscères

internes, les fonctions végétatives de l'organisme. En apparence, il fonctionne de manière autonome par rapport au système nerveux central. Il travaille indépendamment des influences de la volonté, même s'il possède de nombreuses connexions anatomiques et fonctionnelles avec un certain nombre de zones du système nerveux central.
L'homéopathie possède des instruments merveilleux pour intervenir de manière efficace sur des maux désormais habituels de la vie de tous les jours, marquée bien souvent par le stress, la confusion et le désordre. Ces facteurs négatifs paralysent les mécanismes psychologiques du patient, en altérant l'équilibre végétatif et pouvant ainsi influer gravement sur sa santé physique.

REMEDE N. 1 : Asa foetida

• Biotype sanguin-nerveux, gras et tendant à la cyanose.
• Boule œsophagienne hystérique.
• Flatulence paroxystique avec spasmes œsophagiens et gastriques, qui empêchent la déglutition, mais laissent s'échapper de véritables bordées de rots.
• Troubles gastriques accompagnés de palpitations cardiaques.
• Météorisme et colique flatulente, rots explosifs.
• S'évanouit pour des raisons futiles ou sans cause apparente.
• S'aggrave au moindre contact local, pendant la nuit.
• S'améliore à l'air libre avec des mouvements lents.

Prescription :
– D6, 10 gouttes 4 fois par jour ;
– 5CH, 4 granules 3 fois par jour ;
– LM6, 5 gouttes toutes les dix minutes jusqu'à amélioration.

REMEDE N. 2 : Ignatia amara

• Remède efficace dans le cas d'émotions somatisées.
• Biotype lymphatique, nerveux, émotif, hystérique.
• Boule œsophagienne hystérique, soupirs.
• Maux de tête, toux, spasmes, tremblements sans motif.
• Points douloureux inexplicables mais toujours décrits avec exagération par le sujet.
• Tremblements convulsifs : visage, lèvres, yeux, paupières.
• Sommeil avec cauchemars, rêves tristes, mauvais réveil.
• Aggravation au moindre contact, avec le froid, les odeurs violentes, les émotions, la consolation.
• Amélioration avec la chaleur, la pression locale, après une miction abondante, en avalant, en marchant.

Prescription : – D-12-30, 10 gouttes 2-3 fois par jour ;
– 15-30CH, 4 granules 1-2 fois par jour ;
– LM30, 5 gouttes très fréquemment.

- Ne jamais administrer après le dîner ! Provoque des insomnies.

REMEDE N. 3 : Paris quadrifolia

- Sujet vivace, bavard, hystérique.
- Etats maniaques avec logorrhée incohérente.
- Boule œsophagienne hystérique ; élancements au niveau des yeux et de la poitrine.
- Céphalée avec sensation d'avoir une tête énorme.
- Troubles du toucher : sensations équivoques.
- Enrouement indolore avec raclement de gorge nerveux.
- Empire avec le contact, si le sujet fait des efforts intellectuels.
- Diminue avec la pression.

Prescription : comme *Asa foetida.*

REMEDE N. 4 : Moschus

- Remède féminin, mais également indiqué pour les enfants très excitables, d'humeur instable et maladroits.
- Exagération des propres maux.
- Rit et pleure de manière inconsidérée.
- Spasmes hystériques de la glotte, à la poitrine, constrictions suffocantes, surtout après un coup de froid.
- Spasmes du larynx, dyspnée, palpitations.
- Sentiment de prostration, d'évanouissement subi avec grande excitation et désir de plaire au public.
- Crise de nerfs classique ou fausse crise d'épilepsie.
- Météorisme, flatulence, avec évanouissement.
- Vomissements après le coït.
- Empire avec le froid, s'améliore à l'air libre.

Prescription : comme *Ignatia amara.*

REMEDE N. 5 : Castoreum

• Dystonie neuro-végétative digestive et génitale féminine ; femmes hystériques, épuisées.
• Dépression nerveuse avec aménorrhée ou menstruation en avance ; bâillements fréquents ; sommeil agité.
• Colique menstruelle avec pâleur et sueur froide.
• Empire avec le froid, les émotions, pendant les règles.

Prescription : comme *Asa foetida.*

REMEDE N. 6 : Staphysagria

• Biotype sanguin-lymphatique-nerveux, asthénie psychique ; troubles après une colère rentrée.
• Coliques abdominales avec flatulence importante, provoquées par des crises de colère ou un coup de froid.
• Abondance de gaz, expulsion fréquente de gaz chaud et fétide.
• Besoin fréquent d'uriner chez les jeunes femmes nerveuses mariées depuis peu (cystite des jeunes mariées).
• Emission involontaire d'urine âcre, corrosive, avec une sensation de brûlure dans l'urètre.
• Des troubles peuvent être provoqués par la moindre nourriture ou la boisson la plus légère.
• Aggravation avec la colère, l'indignation, une humiliation à laquelle le sujet n'a pu réagir ouvertement.
• Amélioration avec la chaleur, le repos et la nuit.

Prescription : comme *Ignatia amara.*

ECZEMA

L'eczéma (ou éruption cutanée) est une inflammation de l'épiderme, la première des trois couches de la peau. La deuxième couche, le derme, est moins touchée par cette inflammation.
Le tableau clinique est polymorphe mais la lésion élémentaire est toujours la même : la vésicule.

La maladie commence par un rougissement de la peau ou érythème, suivi de l'éruption de vésicules qui crèvent vite, laissant suinter une exsudation séreuse jaune citron, avec formation de croûtes. Les démangeaisons sont plus ou moins intenses et la guérison est annoncée par la desquamation.
Le traitement homéopathique s'appuie sur trois remèdes. Le premier, remède « symptomatique », coïncide avec la substance qui, expérimentée sur des personnes saines et sensibles, est apte à provoquer une lésion cutanée semblable à celle du patient eczémateux à soigner.
Le deuxième est un remède « de fond » ou « de terrain » ; il soigne la prédisposition du patient a être frappé d'eczéma. Il s'agit pratiquement toujours d'un polychreste, c'est-à-dire d'un remède à large rayon d'action, susceptible d'individualiser et de soigner l'étiologie éloignée dans le temps.
Un troisième remède, un « allergothérapique » peut être employé dans le cadre de la thérapie globale si le patient est allergique.
La thérapie évolue à travers quatre stades correspondant chacun à l'évolution de la maladie : érythémateux, vésiculaire, exsudatif et croûteux, avec desquamation conséquente.

Remèdes cutanés symptomatiques

1er stade : érythémateux

REMEDE N. 1 : Belladona

- Peau rouge, brillante, sèche et brûlante.
- Peau chaude, sensible au toucher.

Prescription :
- D6, 10 gouttes 4 fois par jour ;
- 7CH, 4 granules 2 fois par jour ;
- LM6, 5 gouttes 6 fois par jour (agiter).

REMEDE N. 2 : Apis mellifica

- Peau souffrant comme d'urticaire, douleurs aiguës, lancinantes.
- Hypersensibilité, nervosité.
- S'améliore avec des applications froides.

Prescription :
- D3, 10 gouttes toutes les vingt minutes ;
- 3CH, 4 granules toutes les vingt minutes ;
- LM6, 10 gouttes toutes les vingt minutes (agiter).

2e stade : vésiculaire

REMEDE N. 1 : Rhus toxicodendron

- Vésicules de petite taille, brûlantes, sur peau érythémateuse.
- Agitation, le sujet change sans cesse de position.
- S'aggrave pendant la nuit, avec le froid et l'humidité.

Prescription : comme *Belladona.*

REMEDE N. 2 : Croton tilium

- Eczéma du scrotum, vésicules très prurigineuses sensibles au toucher et si douloureuses que le patient a tendance à se gratter furieusement.
- Aggravation pendant la nuit.

Prescription : comme *Belladona.*

REMEDE N. 3 : Cantharis

- Vésicules avec contenu séreux et douleurs brûlantes.
- Vésicules de taille plus importante, sur peau saine.
- S'aggravent si on les touche.

Prescription : comme *Belladona.*

3e stade : exsudatif

REMEDE N. 1 : Graphites

- Eruptions cutanées humides, avec liquide visqueux, épais, transparent, filant, ressemblant à du miel.
- Le liquide sèche en formant des croûtes qui saignent à la moindre irritation.
- S'aggrave lorsque le sujet se gratte.
- S'améliore avec des compresses froides.

Prescription : comme *Belladona.*

REMEDE N. 2 : Mezereum

- Vésicules prurigineuses, avec excoriations et formation de croûtes épaisses.
- Empire en se grattant avec la chaleur et pendant la nuit.
- S'améliore avec des compresses d'eau froide.

Prescription : comme *Belladona.*

4ᵉ stade : croûteux avec desquamation

REMEDE N. 1 : Arsenicum album

- Desquamation fine, furfuracée, sombre.
- Sur peau pâle, froide, sèche, rugueuse.
- Larges écailles épaisses et dures.
- Prurit tellement fort que le sujet a envie de se gratter jusqu'au sang.
- Inquiétude caractéristique d'*Arsenicum.*
- Empire avec le froid, après minuit.
- S'améliore avec des compresses d'eau chaude.

Prescription : comme *Belladona.*

REMEDE N. 2 : Natrum sulfuricum

- Larges écailles, fines et transparentes sur peau fine, rouge et brillante.
- Démangeaisons lorsque le patient se déshabille.
- Desquamation de grandes croûtes jaunâtres.
- Empire avec la chaleur humide.

Prescription : comme *Belladona.*

Remèdes de fond ou de « terrain »

REMEDE N. 1 : Sulfur

• Troubles chroniques qui se sont développés après la suppression d'éruptions ou d'exanthèmes, généralement prurigineux.
• Peau sale ou qui semble l'être, sèche, écailleuse, malsaine, chaude, avec prurit.
• Odeur corporelle désagréable même lorsque le sujet se lave.
• Aggravation lorsqu'il se gratte ou avec l'eau.

Prescription : parallèlement aux remèdes symptomatiques :
- D12-30, 10 gouttes 1 fois par jour ;
- 15-30CH, 1 dose de globules toutes les 1 ou 2 semaines ;
- LM30, 5 gouttes chaque matin (agiter).

REMEDE N. 2 : Hepar sulfuris

• Si le patient a déjà eu par le passé : des éruptions extrêmement sensibles au toucher ; une suppuration de la peau et des glandes lymphatiques ; des furoncles, phlegmons, pyodermite, panaris, etc.
• Sujet hypersensible au froid et aux courants d'air ; extrêmement irritable, violent, se lamente pour le moindre petit mal.

Prescription : comme *Sulfur*.

REMEDE N. 3 : Psorinum

• Peau à l'aspect sale, crevassé (surtout en hiver) ; peau sèche, malsaine, susceptible de loger n'importe quel type d'éruption, généralement prurigineuse.
• Prurit qui exaspère le patient et le déprime.
• Chaque excrétion a une très mauvaise odeur de putréfaction.

Prescription : comme *Sulfur*.

ENFANTEMENT (DOULEURS DE L')

Voir **GROSSESSE**

ERUCTATIONS

Emission bruyante par la bouche de gaz provoqués par une fermentation gastrique anormale, de l'aérophagie et une hyperacidité liée à un excès d'acide chlorydrique.
Il peut y avoir parallèlement régurgitation alimentaire et pyrosis, c'est-à-dire renvoi d'un liquide acide et brûlant, accompagné d'une sensation de brûlure allant de l'épigastre à la gorge.

REMEDE N. 1 : Argentum nitricum

- Eructations après les repas, s'améliorant par la suite.
- Renvois de grandes quantités d'air, difficiles, sonores, audibles, paroxystiques ; amères ; acides.
- Eructations à vide, après des confiseries.
- Biotype lymphatico-biliaire, psychasthénique.

Prescription :
- D6, 10 gouttes 3 fois par jour ;
- 5CH, 4 granules 3 fois par jour ;
- LM6, 5 gouttes toutes les 10 minutes lors de la manifestation des symptômes (agiter à chaque fois).

REMEDE N. 2 : Lachesis mutus

- Eructations pendant les repas, pendant les menstruations.
- A l'estomac vide ; inefficaces et incomplètes ; aigres, acides.
- Avec régurgitations alimentaires, mucosités, écume.
- Douleurs d'estomac, comme une blessure, contusion.

Prescription : comme *Argentum nitricum.*

REMEDE N. 3 : Ferrum metallicum

- Eructations en mangeant ou après avoir mangé, sonores.
- Avec régurgitations alimentaires, amères, aigres, acides.

Prescription : comme *Argentum nitricum.*

REMEDE N. 4 : Pulsatilla

- Eructations après le repas, après le beurre, après des aliments gras et riches, avec régurgitations alimentaires ; pendant la nuit, avant les menstruations.
- Eructations amères, comme du sébum, comme des graisses rances.

Prescription : comme *Argentum nitricum.*

REMEDE N. 5 : Natrum muriaticum

- Eructations après les repas, inefficaces et incomplètes.
- Avec régurgitations alimentaires, pyrosis.

Prescription : comme *Argentum nitricum.*

REMEDE N. 6 : Lycopodium clavatum

- Eructations pendant et après les repas.
- Après absorption de lait.
- Pendant l'après-midi.
- Eructations avec amélioration.
- Acres, irritantes, aigres, acides, amères.
- Pyrosis, régurgitations alimentaires.

Prescription : comme *Argentum nitricum.*

FLATULENCE - GAZ ABDOMINAL - AEROCOLIE - METEORISME

De l'air ou des gaz sont toujours présents dans le conduit intestinal en quantité physiologique mais cet équilibre peut s'altérer et dégénérer en pathologie.

La *flatulence* (du lat. *flatus*, vent) est une production excessive de gaz dans les intestins.
L'*aérocolie* est, comme son nom l'indique, une accumulation d'air dans le côlon, principalement dans l'angle colique gauche.
Le *météorisme* est le gonflement de l'abdomen par l'accumulation de gaz intestinaux. En somme, ces noms divers reviennent tous à désigner plus ou moins la même chose, à savoir une perturbation aussi commune que fastidieuse, sans parler de son caractère embarrassant en société.
Ce phénomène doit être soigné immédiatement et avec constance, dans la mesure où il est le résultat d'un dérèglement de notre balance interne, laquelle tend à maintenir l'ensemble de notre appareil digestif en équilibre constant. En banalisant ce trouble, on risquerait de favoriser l'évolution de pathologies internes dont le météorisme peut être considéré comme un précieux indicateur.
Nous avons déjà signalé des remèdes efficaces dans le cas de colites, de constipation, et de diarrhée. A présent, nous devons pénétrer au sein de la catégorie des remèdes les plus gazeux de la *Matière médicale*.
En tenant compte des symptômes des remèdes présentés ici, le lecteur trouvera de lui-même le remède similaire à son mal spécifique. Une fois éliminé l'aspect « aigu » de son mal, il lui faudra consulter son médecin pour perfectionner le traitement et atteindre une guérison définitive.
Le météorisme ne doit jamais être sous-évalué, sous aucun prétexte et dans aucune circonstance. Son « universalité » ne signifie pas qu'il soit un signe de bonne santé, loin de là !

Thérapie

Prescription :
- D6, 10 gouttes 3 fois par jour ;
- CH, 4 granules 3 fois par jour ;
- LM6, 5 gouttes toutes les dix minutes lors de la manifestation du symptôme (agiter à chaque fois).

REMEDE N. 1 : Argentum nitricum

- Flatulence abdominale le matin au réveil.
- Flatulence abdominale après avoir mangé.
- Météorisme abdominal après le dîner.
- Gaz sonores après avoir ingéré des aliments sucrés.

REMEDE N. 2 : Kalium carbonicum

- Chaleur abdominale après avoir mangé.
- Distension abdominale avec douleurs piquantes.
- Chaque chose que mange le patient se transforme en gaz.
- Bouche très sèche, soif constante.
- A partir de l'hypocondre droit, douloureux et endolori, partent des élancements qui irradient jusqu'à l'aine.
- Concomitance de constipation fréquente.
- Aggravation vers 2-3 heures du matin.

REMEDE N. 3 : Nux vomica

- Insuffisance hépatique.
- Symptômes de gastrite, avec brûlures.
- Aggravation constante après le repas, somnolence.
- Flatulence abdominale excessive après le repas, même lorsque le sujet a peu mangé.
- Constipation et diarrhée provoquées par l'abus de médicaments.
- Constipation avec envie constante d'aller à la selle.

REMEDE N. 4 : Lycopodium clavatum

- Distension abdominale inférieure.
- Aérocolie de droite à gauche avec grosse accumulation dans l'angle colique de gauche.
- Fermentation, gargouillement sonore dans l'abdomen.
- Sensation de constriction au niveau des hypocondres.
- Pesanteur sous-costale abdominale.
- Mouvements abdominaux du haut vers le bas.
- Borborygmes avec amélioration sensible lorsque les gaz sont expulsés.
- Aggravation entre 16 et 20 heures.

REMEDE N. 5 : China officinalis

- Douleurs au foie, aggravées par la pression.
- Hypertrophie de la rate.
- Météorisme intense, surtout après avoir mangé.
- Accumulation de gaz dans la totalité du ventre.
- Fermentation fréquente après ingestion de fruits et de boissons.
- Douleurs abdominales avant l'expulsion de gaz.
- L'élimination des flatuosités n'améliore pas l'état.
- Diarrhées fréquentes avec beaucoup de flatulence.

REMEDE N. 6 : Carbo vegetabilis

- Aérogastrie et météorisme abdominal se manifestent après le déjeuner.
- La distension gastrique s'améliore avec les éructations.
- La distension de l'abdomen ne concerne que sa partie supérieure, avec des crampes et des brûlures qui irradient de bas en haut.
- Les douleurs abdominales sont irradiées dans les jambes.
- Borborygmes qui s'améliorent avec l'expulsion de gaz.

REMEDE N. 7 : Cocculus indicus

- Tension abdominale après ingestion de boissons.
- Douleurs abdominales vers minuit.
- Météorisme, flatulence abdominale à minuit.
- Météorisme pendant les règles.

GROSSESSE

La période de grossesse représente toute une série de problèmes, qui vont du risque de fausse couche au malaise matinal, des hémorroïdes aux veines variqueuses, de la constipation aux problèmes urinaires et à l'insomnie, des douleurs de l'enfantement à la dépression postnatale, de l'allaitement au sevrage.
La trousse de secours d'urgence homéopathique sera de grand réconfort pour les futurs parents, et leur rendra bien des services pratiques. Le gynécologue et le médecin-accoucheur (ou la sage-femme) ne pourront certes se plaindre d'être confrontés à une patiente « sagement homéopathique », bien dans sa peau et consciente de ses problèmes de santé et des mesures à prendre pour l'enfant à venir.
Les remèdes suivants concernent le risque de fausse couche, le malaise matinal (nausée, vomissements), les veines variqueuses, les problèmes urinaires, le travail pendant l'accouchement, la dépression postnatale, l'allaitement et le sevrage. Pour ce qui concerne la constipation, les hémorroïdes et l'insomnie, on se reportera aux articles correspondants.

Risque de fausse couche

REMEDE N. 1 : Aconitum napellus

- Risque de fausse couche provoqué par la frayeur ou la colère, avec évidence de crainte et d'anxiété mentale, chez des femmes jeunes, de type sanguin-nerveux, qui ne supportent pas la douleur.

> ***Prescription :*** – D6, 10 gouttes 3 fois par jour ;
> – 4CH, 4 granules 3 fois par jour ;
> – LM6, 5 gouttes toutes les dix minutes lorsque les symptômes se manifestent (agiter chaque fois).

REMEDE N. 2 : Belladona

• Risque de fausse couche avec hémorragie abondante, céphalée, douleurs lombaires ; chez les femmes aux menstruations normalement abondantes, rouge vif avec caillots.
• L'utérus, très chaud, a de fortes contractions et irradie la douleur dans le corps tout entier.

> ***Prescription :*** – D3, 3 fois par jour ;
> – 4CH, 4 granules 3 fois par jour ;
> – LM6, 5 gouttes toutes les dix minutes lorsque les symptômes se manifestent (agiter chaque fois).

REMEDE N. 3 : Cinnamomum

• Hémorragies rouge vif, brillant, au cours du troisième mois de gestation.
• Femme hystérique ayant facilement des nausées, des rots bruyants et des vomissements.
• S'aggrave avec le mouvement.
• S'améliore à l'air libre.

> ***Prescription :*** – D3-D8, 3-1 fois par jour ;
> – 9CH, 1 fois par jour ;
> – LM18, toutes les dix minutes lorsque les symptômes se manifestent (agiter chaque fois).

REMEDE N. 4 : Viburnum opulus

• Risque de fausse couche pendant les premiers mois, avec des douleurs qui, partant de la colonne vertébrale, se propagent tout autour dans l'abdomen jusqu'à l'utérus, où les élancements deviennent spasmodiques.
• Femme très nerveuse.

- Règles très souvent en retard, peu abondantes, douloureuses.
- S'aggrave avec la chaleur et le mouvement.
- S'améliore à l'air libre, avec le repos, avec la pression.

> ***Prescription :*** – D6, 3 fois par jour ;
> – 9CH, 1 fois par jour ;
> – LM18, toutes les dix minutes lorsque les symptômes apparaissent (agiter à chaque fois).

REMEDE N. 5 : Viburnum prunifolium

- Pour prévenir la fausse couche habituelle et l'accouchement prématuré.
- Douleurs utérines semblables à celles de l'accouchement et crampes dans les jambes.
- Femme hystérique : habituellement dysménorrhéique, règles généralement irrégulières.

> ***Prescription :*** – D3, 3 fois par jour ;
> – 4CH, 3 fois par jour ;
> – LM6, toutes les dix minutes lorsque les symptômes apparaissent (agiter à chaque fois).

REMEDE N. 6 : Sabina

- Hémorragie abondante, de sang foncé, au troisième mois ; elle est accompagnée de douleurs qui vont du sacrum au pubis.
- Femme ayant habituellement des menstruations en avance, abondantes, longues, de sang rouge, ou mélangé avec des caillots noirs.
- Le type sensible au remède est une femme pléthorique, sujette à des hémorroïdes, à des hémorragies et à des phénomènes de spasmes utérins ; excitation sexuelle.

> ***Prescription :*** – D6, 3 fois par jour ;
> – 9CH, 1 fois par jour ;
> – LM18, toutes les dix minutes lorsque les symptômes apparaissent (agiter à chaque fois).

REMEDE N. 7 : Sepia

- Risque de fausse couche au cinquième-sixième mois de grossesse.
- La patiente se plaint d'une forte pression utérine vers le bas, comme si l'utérus essayait de sortir du corps en traversant le vagin.
- Biotype bilieux-nerveux.
- Règles généralement irrégulières, laxité des tissus.

> ***Prescription :*** – D3, 3 fois par jour ;
> – 4CH, 3 fois par jour ;
> – LM6, toutes les dix minutes lorsque les symptômes apparaissent (agiter à chaque fois).

REMEDE N. 8 : Ipeca

- Hémorragie utérine abondante, rouge vif, légère dyspnée, nausée.
- Règles abondantes et en avance.
- Irritation chronique du tube digestif avec nausée et vomissement.
- *Ipeca* est également très utile dans le cas de malaises matinaux.

> ***Prescription :*** – D6, 3 fois par jour ;
> – 3CH, 3 fois par jour ;
> – LM6, toutes les dix minutes lorsque les symptômes apparaissent (agiter à chaque fois).

Malaise matinal - nausée, vomissements

REMEDE N. 1 : Anacardium

- Nausée, sensation continuelle de vide dans l'estomac.
- La patiente a sans cesse besoin de mastiquer quelque chose.
- La nausée disparaît lorsqu'elle mange, mais retourne peu après.
- Le type sensible à *Anacardium* est constipé, a généralement des hémorroïdes et est prédisposé à des vomissements lors d'une grossesse.

> ***Prescription :*** – D8, 3 fois par jour ;
> – 15H, 2 fois par jour ;
> – LM24, toutes les dix minutes lorsque les symptômes apparaissent (agiter à chaque fois).

REMEDE N. 2 : Colchicum autumnale

• Nausée, la patiente se sent mal rien qu'à sentir des odeurs de cuisine.
• Femme frileuse, psychasthénique, avec une aversion pour la nourriture, dégoût et nausée à la seule vue des aliments, spécialement de la viande grasse de porc, du poisson et des œufs.
• Vomissements violents.

Prescription :
- D8, 3 fois par jour ;
- 15CH, 3 fois par jour ;
- LM24, toutes les dix minutes lorsque les symptômes apparaissent (agiter à chaque fois).

REMEDE N. 3 : Nux vomica

• La journée commence avec une série de haut-le-cœur. Nausée jusqu'au petit déjeuner, puis vomissements, parfois avec palpitations, ensuite pesanteur d'estomac et douleurs gastriques.
• Parallèlement, constipation avec envie fréquente d'évacuer les selles.
• La patiente hypersensible est neurasthénique, irritable, sédentaire et dysménorrhéique.

Prescription :
- D6, 3 fois par jour ;
- 9CH, 3 fois par jour ;
- LM18, toutes les dix minutes lorsque les symptômes apparaissent (agiter à chaque fois).

REMEDE N. 4 : Actaea racemosa

• Nausée matinale, dès le réveil ; vomissements ; intense irritation gastrique ; sensation nerveuse de froid ; femme nerveuse, irritable, avec dépression mentale prononcée.
• Empire avec les émotions et avec le froid.

Prescription :
- D30, 2 fois par jour ;
- 30CH, 3 fois par jour ;
- LM30, toutes les dix minutes lorsque les symptômes apparaissent (agiter à chaque fois).

REMEDE N. 5 : Asarum europaeum

- Salivation, nausée, vomissement.
- Femme d'une sensibilité nerveuse hors de la normale, avec des nerfs à fleur de peau, sédentaire.
- Menstruations en avance ou en retard, avec du sang noir.
- Empire avec le froid sec.

Prescription :	– D3, 4 fois par jour ; – 4CH, 3 fois par jour ; – LM6, toutes les dix minutes lorsque les symptômes apparaissent (agiter à chaque fois).

REMEDE N. 6 : Kreosotum

- Répulsion contre la nourriture.
- Nausée et vomissement.
- Salivation excessive.
- Sensation de froid au niveau de l'estomac.
- En même temps, désir impérieux d'uriner : urines abondantes, de couleur pâle.
- Règles anticipées, extrêmement fortes et longues.
- Aggravation avec le froid.

Prescription :	– D3, 4 fois par jour ; – 4CH, 3 fois par jour ; – LM6, toutes les dix minutes lorsque les symptômes apparaissent (agiter à chaque fois).

REMEDE N. 7 : Sepia

- Biotype bilieux-nerveux.
- Dyspeptique, hépatique.
- Nausée et vomissement la matinée, avant le petit déjeuner et après avoir mangé.
- Abdomen gonflé, renvois acides ou putrides, avec une sensation de vide dans l'estomac.
- Vers 11 heures, l'état de la patiente s'aggrave et elle doit s'asseoir quelque temps.

Prescription :	– D6, 3 fois par jour ; – 4CH, 3 fois par jour ; – LM18, toutes les dix minutes lorsque les symptômes apparaissent (agiter à chaque fois).

REMEDE N. 8 : Tabacum

• La tête tourne, horrible sensation de nausée et de vomissement, avec frissons et sueurs froides, rétrécissement de la partie supérieure de l'estomac.

Prescription :	– D3, 4 fois par jour ; – 3CH, 3 fois par jour ; – LM6, toutes les dix minutes lorsque les symptômes apparaissent (agiter à chaque fois).

Veines variqueuses

REMEDE N. 1 : Aesculus hippocastanum

• Congestion veineuse et varices.
• Sensation de pesanteur et de pulsation dans les veines et divers autres organes.
• Douleur dans le dos au niveau de l'articulation lombo-sacrée et aux hanches ; cette douleur sourde et constante s'aggrave en se penchant ou en marchant.

Prescription :	– D3-6, 3 fois par jour ; – 4CH, 3 fois par jour ; – LM6, toutes les dix minutes lorsque les symptômes apparaissent (agiter à chaque fois).

REMEDE N. 2 : Hamamelis virginica

• Hémorragie véneuse de sang assez obscur, avec coagulations.
• Veines dilatées, engorgées, douloureuses au toucher et endolories comme si elles avaient été meurtries, contusionnées.
• Empire avec l'air chaud et avec l'humidité.

Prescription : – D3, 4 fois par jour ;
– 3CH, 3 fois par jour ;
– LM6, toutes les dix minutes lorsque les symptômes apparaissent (agiter à chaque fois).

REMEDE N. 3 : Carbo vegetabilis

- Varices et ulcères variqueux, cyanosés, sur les jambes.
- Les ulcères ont un fond noir et une auréole violacée ; ils sont moirés, brûlants et fétides et empirent sous l'effet de la chaleur.

Prescription : – D6, 3 fois par jour ;
– 4CH, 3 fois par jour ;
– LM6, toutes les dix minutes lorsque les symptômes apparaissent (agiter à chaque fois).

REMEDE N. 4 : Pulsatilla

- Congestion, dilatation veineuse aux jambes.
- Tissus violacés.
- Varices sensibles.
- Ulcération sanguinolente, douleur lancinante.
- Empire avec la chaleur et le repos.

Prescription : – D3, 4 fois par jour ;
– 3CH, 3 fois par jour ;
– LM6, toutes les dix minutes lorsque les symptômes apparaissent (agiter à chaque fois).

Problèmes urinaires - Albuminurie, œdème

REMEDE N. 1 : Aconitum napellus

- Néphrite initiale.
- Cystite.

- Brusque rétention d'urine à cause du froid ou d'une frayeur.
- Miction douloureuse.
- Urines coulant goutte à goutte, fréquentes, brûlantes, rouges, peu abondantes, parfois mêlées de sang.

Prescription :
- D3, 3 fois par jour ;
- 4CH, 3 fois par jour ;
- LM6, toutes les dix minutes lorsque les symptômes apparaissent (agiter à chaque fois).

REMEDE N. 2 : Berberis

- Brûlures.
- Douleurs rénales qui se propagent à la vessic.
- Douleurs rachidiennes (mal de dos).
- Sensation de ne pas avoir vidé complètement la vessie.
- Biotype bilieux-sanguin qui tend vers une insuffisance hépato-rénale.

Prescription :
- D8, 4 fois par jour ;
- 9CH, 3 fois par jour ;
- LM18, toutes les dix minutes lorsque les symptômes apparaissent (agiter à chaque fois).

REMEDE N. 3 : Bryonia alba

- Gonflement des paupières inférieures.
- Lèvres sèches, comme brûlées.
- Besoin intense de boire beaucoup d'eau.
- Douleurs lancinantes dans la région cardiaque.
- Le sujet a besoin de repos absolu.

Prescription :
- D3, 4 fois par jour ;
- 3CH, 3 fois par jour ;
- LM6, toutes les dix minutes lorsque les symptômes apparaissent (agiter à chaque fois).

REMEDE N. 4 : Cactus grandiflorus

- Œdème des membres inférieurs et des mains.
- Sensation de constriction au cœur, aux seins et à l'utérus.
- Spasmes circulatoires.
- Biotype sanguin-bilieux qui a peur de la mort.

Prescription : – D3, 4 fois par jour ;
– 3CH, 3 fois par jour ;
– LM6, toutes les dix minutes lorsque les symptômes apparaissent (agiter à chaque fois).

REMEDE N. 5 : Cantharis

- Néphrite aiguë avec urines albumineuses et sanguinolentes.
- Stimulations à uriner, violentes et persistantes, avec douleurs intenses et pénétrantes lors de la miction qui se fait goutte à goutte.
- La patiente sensible au remède *Cantharis* souffre généralement d'inflammations au niveau des muqueuses, tout particulièrement au niveau des organes urinaires.

Prescription : – D6, 3 fois par jour ;
– 7CH, 3 fois par jour ;
– LM18, toutes les dix minutes lorsque les symptômes apparaissent (agiter à chaque fois).

REMEDE N. 6 : Equisetum hiemale

- Souffrance en urinant, non améliorée par *Cantharis*.
- Le sujet souffre de la sensation que sa vessie est trop pleine.
- Il y a ténesme vésical avec émission de beaucoup d'urines ; ou les urines coulent goutte à goutte.
- Pendant la miction, douleurs brûlantes et lancinantes dans l'urètre.
- Ces brûlures se propagent de l'anus au vagin à travers l'urètre.

Prescription : – D3, 3 fois par jour ;
– 4CH, 3 fois par jour ;
– LM6, toutes les dix minutes lorsque les symptômes apparaissent (agiter à chaque fois).

REMEDE N. 7 : Kalium carbonicum

- Désir constant, et efforts soutenus, mais le sujet ne parvient pas à uriner.
- Après avoir uriné, il transpire.
- L'urine peut contenir des traces de sang.
- Biotype lymphatique-nerveux avec tendance aux troubles de la miction et des menstruations.
- Aggravation avec le froid.

Prescription :
- D4, 3 fois par jour ;
- 4CH, 3 fois par jour ;
- LM6, toutes les dix minutes lorsque les symptômes apparaissent (agiter à chaque fois).

REMEDE N. 8 : Lycopodium clavatum

- Néphrite interstitielle chronique.
- Extrémités inférieures œdémateuses.
- Urines avec sédiments rouges de cristaux d'acide urique.

Prescription :
- D6, 3 fois par jour ;
- 4CH, 3 fois par jour ;
- LM6, toutes les dix minutes lorsque les symptômes apparaissent (agiter à chaque fois).

REMEDE N. 9 : Lycopodium virginicus

- Etats d'albuminurie, avec pouls fréquent en raison de perturbations cardiaques fonctionnelles.
- Urines peu abondantes, troubles, épaisses, avec mucus et cellules épithéliales, manque de chlorures et de phosphates.

Prescription :
- D3, 4 fois par jour ;
- 3CH, 3 fois par jour ;
- LM6, toutes les dix minutes lorsque les symptômes apparaissent (agiter à chaque fois).

REMEDE N. 10 : Mercurius corrosivus

- Douleurs vésicales en début de miction.
- Simultanément, ténesme vésical et rectal.
- Les urines coulent goutte à goutte en faisant beaucoup souffrir la patiente.

Prescription : – D8, 3 fois par jour ;
– 9CH, 2-1 fois par jour ;
– LM18, toutes les dix minutes lorsque les symptômes apparaissent (agiter à chaque fois).

REMEDE N. 11 : Nux vomica

- Désirs fréquents et douloureux avec résultat insatisfaisant.
- Le sujet urine en faisant des efforts.
- Brûlures au col de la vessie et douleurs vives pendant que la patiente urine.
- Rétention liée à une paralysie vésicale due à une distension anormale de la vessie.

Prescription : – D4, 3 fois par jour ;
– 4CH, 3 fois par jour ;
– LM6, toutes les dix minutes lorsque les symptômes apparaissent (agiter à chaque fois).

REMEDE N. 12 : Phosphoricum acidum

- Albuminurie, phosphaturie.
- Urines abondantes et aqueuses, comme du lait.
- Transpiration abondante, la nuit et le matin.

Prescription : – D30, 2 fois par jour ;
– 30CH, 1 fois par jour ;
– LM30, toutes les dix minutes lorsque les symptômes apparaissent (agiter à chaque fois).

REMEDE N. 13 : Plumbum metallicum

- Albuminurie.
- Néphrite interstitielle chronique.

• Les troubles commencent avec une perte de l'appétit et de la force, des céphalées, une légère anémie, des constipations et des œdèmes malléolaires.

Prescription : – D30, 2 fois par jour ;
– 30CH, 1 fois par jour ;
– LM30, toutes les dix minutes lorsque les symptômes apparaissent (agiter à chaque fois).

Douleurs de l'enfantement

REMEDE N. 1 : Caulophyllum thalictroides

• Pour stimuler le déclenchement et la continuité des contractions, lorsque l'accouchement paraît difficile en raison de la rigidité du col utérin et de douleurs spasmodiques très discontinues, se promenant d'une région du corps à l'autre, mais d'une manière différente de la normale. Pour la patiente, la situation est tout simplement intolérable.

Prescription : – D3, 4 fois par jour ;
– 4CH, 3 fois par jour ;
– LM6, toutes les dix minutes lorsque les symptômes apparaissent (agiter à chaque fois).

REMEDE N. 2 : Belladona

• Contractions spasmodiques du col utérin, spécialement chez les primipares relativement âgées.
• Rétention placentaire avec hémorragie.
• Hyperesthésie prononcée de la patiente.

Prescription : – D3, 4 fois par jour ;
– 3CH, 3 fois par jour ;
– LM6, toutes les dix minutes lorsque les symptômes apparaissent (agiter à chaque fois).

REMEDE N. 3 : Carbo vegetabilis

- Epuisement pendant le travail de l'accouchement.
- Sueur froide et poisseuse.
- La patiente désire être ventilée.
- Elle voudrait bouger.
- Amélioration après renvois.

Prescription : – D6, 3 fois par jour ;
– 7CH, 2 fois par jour ;
– LM12, toutes les dix minutes lorsque les symptômes apparaissent (agiter à chaque fois).

REMEDE N. 4 : Chamomilla

- Rigidité du col qui empêche la dilatation pendant l'accouchement ; la patiente, qui ne supporte pas la moindre douleur, est prise d'une grande agitation nerveuse.

Prescription : – D3, 4 fois par jour ;
– 4CH, 3 fois par jour ;
– LM6, toutes les dix minutes lorsque les symptômes apparaissent (agiter à chaque fois).

REMEDE N. 5 : Gelsemium sempervirens

- Inertie utérine : lors de la visite, le col utérin apparaît flasque et ne se contracte absolument pas.
- Efforts de la patiente avec douleurs très fortes, mais s'avérant vaines.

Prescription : – D3, 3 fois par jour ;
– 4CH, 3 fois par jour ;
– LM6, toutes les dix minutes lorsque les symptômes apparaissent (agiter à chaque fois).

REMEDE N. 6 : Nux vomica

- Douleurs spasmodiques qui descendent le long de la colonne vertébrale jusqu'aux muscles abdominaux.
- Envie d'uriner et de déféquer.

Prescription : – D6, 3 fois par jour ;
– 4CH, 3 fois par jour ;
– LM6, toutes les dix minutes lorsque les symptômes apparaissent (agiter à chaque fois).

REMEDE N. 7 : Pulsatilla

• Atonie utérine avec douleurs faibles et inefficaces ; ou bien, douleurs spasmodiques, irrégulières.
• La patiente déclare manquer d'air et désire être ventilée.

Prescription : – D3, 4 fois par jour ;
– 3CH, 3 fois par jour ;
– LM6, toutes les dix minutes lorsque les symptômes apparaissent (agiter à chaque fois).

REMEDE N. 8 : Arnica montana

• Favorise l'épisiotomie.
• Après l'accouchement, la patiente a l'impression d'être contusionnée et que ses muscles lui font mal, comme si elle avait été battue.
• Empire au plus léger contact.
• Amélioration lorsque la patiente est couchée la tête basse et avec le repos.

Prescription : – D8, 3 fois par jour ;
– 7CH, 2 fois par jour ;
– LM18, toutes les dix minutes lorsque les symptômes apparaissent (agiter à chaque fois).

Dépression après l'accouchement

• Contrôler le régime et le restructurer.
• Procéder à un drainage hépato-rénal et utérin.

REMEDE N. 1 : Kalium carbonicum

• La femme a un comportement différent de celui qu'elle avait avant l'accouchement.
• Elle est irritable, pleurniche, a peur de rester seule ; elle se fatigue facilement.
• Elle paraît dépressive.

> ***Prescription :*** – D200-30CH, une dose par semaine ;
> – LM30-60, 5 gouttes par semaine.

REMEDE N. 2 : Ignatia amara

Après son accouchement, la patiente est entrée dans une phase de dépression accentuée, avec une tendance aux larmes faciles, aux soupirs fréquents ; elle tente de se distraire et de s'évader de la routine quotidienne.
• Les menstruations sont plus abondantes que par le passé, pénibles, et accompagnées d'une grande instabilité psychique.

> ***Prescription :*** comme *Kalium carbonicum.*

REMEDE N. 3 : Natrum muriaticum

• La grossesse a encore accentué la tristesse silencieuse de la patiente qui rumine à présent tous les événements désagréables du passé, en accumulant les rancœurs ; elle pleure facilement, sans cause apparente, et son état s'aggrave lorsqu'elle est consolée.

> ***Prescription :*** comme *Kalium carbonicum.*

Allaitement

REMEDE N. 1 : Calcarea phosphorica

• Essentiel pour une bonne récupération nutritionnelle de l'organisme.
• On notera une amélioration immédiate de la qualité du lait.

Prescription : – D3, 4 fois par jour ;
– 4CH, 3 fois par jour ;
– LM6, toutes les dix minutes lorsque les symptômes se manifestent (agiter à chaque fois).

REMEDE N. 2 : Calcarea carbonica

• Manque de lait ou lait abondant mais peu nourrissant, chez les femmes qui tendent à l'obésité, paresseuses, indolentes, à la peau blanche ou pâle.

Prescription : – D3, 4 fois par jour ;
– 4CH, 3 fois par jour ;
– LM6, toutes les dix minutes lorsque les symptômes apparaissent (agiter à chaque fois).

REMEDE N. 3 : Agnus castus

• Lait peu abondant et peu riche chez une femme dépressive refusant à présent tout rapport sexuel.

Prescription : – D3, 4 fois par jour ;
– 4CH, 3 fois par jour ;
– LM6, toutes les dix minutes lorsque les symptômes apparaissent (agiter à chaque fois).

REMEDE N. 4 : Phytolacca decandra

• La poitrine est congestionnée ; les conduits lactés sont obstrués.
• Les seins sont durs et sensibles au toucher.
• Lorsque la femme allaite, la douleur rayonne des mamelons au corps tout entier.
• La patiente est nerveuse, elle a des frissons de fièvre, son état empire la nuit et s'améliore avec la chaleur.

Prescription : – D3, 4 fois par jour ;
– 4CH, 3 fois par jour ;
– LM6, toutes les dix minutes lorsque les symptômes apparaissent (agiter à chaque fois).

REMEDE N. 5 : Pulsatilla

- Les seins sont gonflés et douloureux, le lait est peu abondant ou manque complètement.
- Parallèlement, état d'âme mélancolique, avec larmes faciles.
- Pour assécher le lait maternel lorsqu'il n'est plus nécessaire.

Prescription : – D30, 2 fois par jour ;
– 15-30CH, 1 fois par jour ;
– LM24-30, toutes les dix minutes lorsque les symptômes apparaissent (agiter à chaque fois).

Drainage après l'accouchement

La grossesse peut laisser des traces sous forme de perturbations et d'excès de poids lequel sera éliminé à travers les canaux naturels et dans les temps biologiques, c'est-à-dire sans hâte, mais en ayant soin de restructurer le *régime*.

Prescription : – D4, 20 gouttes 2 fois par jour ;
– 3CH, 4 granules 3 fois par jour ;
– LM6, 8 gouttes 2 fois par jour (agiter à chaque fois).

REMEDE N. 1 : Solidago virga aurea

- Agent de drainage spécifique des systèmes vésico-rénal et hépatique.
- Sensibilité douloureuse de la patiente à la pression des deux angles costo-lombaires.

REMEDE N. 2 : Chelidonium

- Agent de drainage spécifique pour le foie et la cholécyste.
- Sensibilité douloureuse à l'hypocondre droit, avec irradiation jusqu'à l'angle inférieur de l'omoplate droite.
- Une couleur jaunâtre tend à dominer sur la peau, sur les muqueuses et sur les excrétions.
- Latéralité droite.

REMEDE N. 3 : Conium maculatum

- Agent de drainage spécifique des glandes mammaires et de l'utérus.
- Menstruations en retard ou supprimées, avec des seins lourds.
- Envie effrénée de sel.
- Aggravation avec la continence sexuelle.

HEMORROIDES

Dilatations variqueuses d'une ou de plusieurs ramifications des veines hémorroïdales. Elles peuvent être externes, situées en dessous de la ligne de l'anus et du rectum ; ou internes, et au-dessus de cette ligne ; ou même les deux. Les hommes y sont plus sujets que les femmes. Elles apparaissent le plus souvent entre la vingtième et la cinquantième année.
Parmi les facteurs qui en favorisent la formation, on notera : la vie sédentaire, les longues stations debout, les efforts physiques, la chaleur excessive, la constipation, la grossesse ; la décompensation cardiaque, la cirrhose, la congestion hépatique, tout ce qui provoque une augmentation de la pression.

REMEDE N. 1 : Aesculus hippocastanum

- Soigne la stase veineuse et la congestion sanguine de la veine porte (qui ramène au foie le sang des organes digestifs abdominaux), laquelle est responsable de la formation d'hémorroïdes.
- Hémorroïdes brûlantes, prurigineuses, pesantes, peu douloureuses, élancements comme avec des aiguilles.
- Hémorroïdes compactes, violacées qui ne saignent que rarement.
- Précédées ou accompagnées de rachialgie lombaire et sacrale pulsative, congestive.
- Sécheresse du rectum, constipation avec selles dures.
- S'aggrave avec la chaleur, s'améliore avec les bains froids.

Prescription : – D6, 10 gouttes 3 fois par jour ;
– 4CH, 4 granules 3-2 fois par jour ;
– LM6, 5 gouttes 4 fois par jour (agiter).

REMEDE N. 2 : Hamamelis virginica

- Remède spécifique dans les crises douloureuses.
- Hémorroïdes bleuâtres, extrêmement douloureuses, hémorragiques avec sang très sombre et coagulations.

- Sensation d'endolorissement, d'éclatement veineux.
- Aggravation avec le froid et au moindre contact.

Prescription : – D6, 10 gouttes 3 fois par jour ;
– 7CH, 4 granules 2 fois par jour ;
– LM18, 5 gouttes tous les quarts d'heure en cas de crise (agiter).
Egalement utile sous forme de pommade, à usage externe.

REMEDE N. 3 : Lachesis mutus

- Hémorroïdes, externes, brûlantes, prurigineuses, comme étranglées, cyanosées, très douloureuses au toucher.
- Hémorroïdes internes, avec sensation de constriction et de petits marteaux qui battent contre les parois du rectum.
- Biotype bilieux-nerveux.

Prescription : comme *Hamamelis virginica.*

REMEDE N. 4 : Paeonia officinalis

- Remède spécifique pour les veines hémorroïdaires.
- Hémorroïdes congestionnées, volumineuses, étranglées.
- Croûtes sur les hémorroïdes, transsudation de l'anus.
- Le malade écarte ses fesses de ses mains pour essayer de soulager la douleur ; ulcérations, impression d'avoir des échardes dans la peau.
- S'aggrave pendant la nuit, au toucher, avec le mouvement.

Prescription : comme *Hamamelis virginica.*
Egalement utile en pommade à usage externe.

REMEDE N. 5 : Collinsonia canadensis

- Hémorroïdes sanguinolentes chez les sujets constipés.
- Sensation comme si le rectum était plein d'aiguilles.
- Hémorroïdes en alternance avec des palpitations.

Prescription : comme *Aesculus hippocastanum.*

REMEDE N. 6 : Muriaticum acidum

• Hémorroïdes très gonflées, cyanosées, transsudantes.
• Extrêmement sensibles au moindre frottement, ne supportent même pas le contact des draps.

Prescription : comme *Aesculus hippocastanum.*

REMEDE N. 7 : Kalium carbonicum

• Hémorroïdes externes, congestionnées et sanguinolentes.
• Douloureuses, brûlantes et irritantes.
• Sortent lorsque le sujet tousse ou fait des efforts pour uriner.
• Chez les sujets constipés avec selles volumineuses.
• Aggravation avec la toux, avec l'accouchement.
• Amélioration avec les bains froids.

Prescription : comme *Aesculus hippocastanum.*

REMEDE N. 8 : Nux vomica

• Hémorroïdes chroniques : grosses, congestionnées, violacées, sanguinolentes.
• Chez le biotype nerveux-bilieux, constipé, diarrhéique, sujet à la stase de la veine porte.
• Aggravation avec l'accouchement.

Prescription : comme *Hamamelis virginica.*

HYPERACIDITE - BRULURES D'ESTOMAC - PYROSIS - AEROGASTRIE - AEROPHAGIE - HALITOSE

La *pyrosis* (ou inflammation), ou acidité de l'estomac, consiste en une sensation de brûlure localisée au niveau de l'épigastre, ou le long de la région arrière du sternum, ou dans l'arrière-bouche. Elle est provoquée tout d'abord

par l'excès d'acide chlorydrique, mais aussi par la distension ou le spasme de la zone inférieure de l'œsophage.
Comme son nom l'indique, l'*aérogastrie* désigne la présence d'air ou de gaz dans l'estomac. Ce phénomène, physiologique en soi, peut créer des troubles dans certaines conditions pathologiques.
L'*aérophagie* (étymologiquement : manger de l'air) est une déglutition volontaire ou involontaire d'air pénétrant dans l'œsophage et dans l'estomac. Ce phénomène physiologique peut provoquer des éructations répétées et douloureuses chez les sujets qui souffrent de digestion difficile (dyspepsie) ou de troubles du système nerveux (névrose).
L'*halitose*, ou mauvaise haleine, peut être provoquée par les aliments ingérés ou par une maladie de la bouche ou des dents. Elle peut également témoigner de la présence de maladies gastro-intestinales, d'une broncho-pneumonie ou d'un dérèglement du système nerveux.

Prescription : pour tous les remèdes suivants :
- D3-D6, 10 gouttes 3 fois par jour ;
- 4CH, 4 granules 3 fois par jour ;
- ML6, 5 gouttes 3 fois par jour (agiter).

REMEDE N. 1 : Ambra grisea

- Hyperacidité après ingestion de lait, surtout s'il est chaud.
- Aérophagie qui réveille le sujet au milieu de la nuit et se manifeste à la moindre bouchée de nourriture ou gorgée de liquide.
- Aggravation si le sujet est couché, le matin, après les repas.
- Amélioration à l'air libre, avec les boissons et les aliments frais.

REMEDE N. 2 : Argentum nitricum

- Acidité après les repas : les aliments, surtout les graisses, l'huile et le sucre « remontent », accompagnés de brûlures d'estomac.
- Gastralgie avec hyperchlorhydrie, liée à un ulcère.
- Aérophagie, avec gastralgie, éructations.
- Eructations en série, très bruyantes.

REMEDE N. 3 : Calcarea carbonica

- Douloureuses brûlures d'estomac après les repas, irradiées dans la gorge.
- Régurgitations acides une heure après avoir mangé.
- Eructations acides, vomissements.
- Dyspepsie acide, chez les enfants.
- Aggravation avec le lait, avec l'eau froide.

REMEDE N. 4 : Carbo vegetabilis

- Haleine nauséabonde.
- Dyspepsie provoquée par le lait, les graisses, la viande salée, les sucreries.
- Douleurs gastriques qui diminuent avec les renvois.
- Eructations ininterrompues, fétides.
- Flatulence gastrique abondante.
- Couché, le sujet souffre d'acidité de l'estomac, accompagnée de crampes.

REMEDE N. 5 : Conium maculatum

- Brûlures d'estomac, le soir, après que le sujet s'est couché.
- Renvois acides pendant la nuit.
- Empire avec le froid, l'alcool et la nuit venant.

REMEDE N. 6 : Ferrum phosphoricum

- Brûlures d'estomac, dyspepsie après avoir mangé de la viande.

REMEDE N. 7 : Lycopodium clavatum

- Sensation de gonflement après le plus léger repas.
- Dyspepsie avec le pain noir, les féculents, les œufs et les oignons.
- Renvois amers ; de goût âcre, irritant.

REMEDE N. 8 : Magnesia carbonica

- Dyspepsie gastro-entérique avec fermentation acide.
- Estomac gonflé d'air avec renvois acides.
- Eructations acides, après avoir mangé des choux, des pommes de terre.
- Eructations d'un goût acide pendant les règles.

REMEDE N. 9 : Mercurius solubilis

- Haleine putride et fétide, nauséabonde.
- Salive fétide, sialorrhée (salivation exagérée)
- Eructations acides, amères, rances pendant la nuit.
- Acidité et brûlures d'estomac pendant la grossesse.
- Digestion difficile avec faim constante.

REMEDE N. 10 : Nux vomica

- Goût acide dans la bouche, le matin.
- Douleurs gastriques le matin et après les repas.

- Mauvaise haleine après le déjeuner.
- Haleine acide, avec une odeur âcre.
- Haleine fétide après avoir mangé.
- Eructations acides ou amères.
- Acidité de l'estomac, chez les personnes ivres.
- Le lait devient aigre dans l'estomac.

REMEDE N. 11 : Pulsatilla

- Goût amer dans la bouche.
- Haleine nauséabonde, le matin.
- Brûlures d'estomac, accompagnées de nausée.
- Eructations au goût amer le soir, pendant la nuit.
- Eructations nauséabondes ; fluides, liquides.

REMEDE N. 12 : Robinia pseudo-acacia

- Sensation de brûlure à l'estomac et entre les épaules.
- Acidité, pyrosis ; vomissement d'eau acide.
- Acidité de l'estomac pendant la nuit, en se couchant.
- Renvois et vomissement acide, pendant la nuit.

REMEDE N. 13 : Sulfuricum acidum

- Brûlures de l'œsophage et de l'estomac.
- Gastralgie et éructations.
- Mauvaise haleine et salivation abondante.
- Acidité de l'estomac, chez les personnes ivres.
- Aggravation avec le froid, avec l'alcool.
- Amélioration avec les boissons chaudes.

INSOMNIE ET SONGES

L'insomnie consiste en une modification de la durée, du rythme et de la profondeur du sommeil, au point d'empêcher totalement la personne de dormir qui se trouve alors dans l'incapacité de récupérer physiquement.
L'insomnie peut être caractérisée par le décalage de l'heure d'endormissement (insomnie de la première période), ou d'un réveil précoce ou d'hyposomnie terminale (insuffisance de sommeil terminale) ou même de phases de sommeil entrecoupées de moments de veille.

Les remèdes proposés soignent l'*insomnie occasionnelle*, liée par exemple à un deuil, à un malheur ; ou ils peuvent guérir le déséquilibre à la base de l'*insomnie essentielle*, laquelle ne dépend pas d'une cause actuelle mais fait partie des caractéristiques essentielles du biotype.
Dans le traitement thérapeutique de l'insomnie, il importe de ne pas confondre l'insomnie occasionnelle, à étiologie récente, qui requiert un remède symptomatique, et l'insomnie essentielle, à étiologie lointaine : cette dernière exige un remède de fond car elle est profondément ancrée dans la constitution physique, le tempérament et les prédispositions.
En procédant progressivement, on peut arriver à un remède de fond qui permettra de résoudre le problème d'une façon radicale en intégrant les manifestations occasionnelles aux symptômes de fond. Il est donc nécessaire d'approfondir les symptômes mentaux et généraux, ainsi que de tracer la physionomie du biotype sensible.
Un autre élément s'avère utile pour réussir à déterminer le remède de « terrain » : les rêves qui peuvent éclaircir les motivations inconscientes du patient et livrer ainsi les causes de son insomnie.

REMEDE N. 1 : Ambra grisea

- Insomnie spécifique des enfants et des personnes âgées.
- Insomnie chez les sujets fatigués, épuisés ; misanthropes.
- Somnolence avant d'aller au lit, puis insomnie.
- S'aggrave avec l'énervement ; s'améliore à l'air libre.

Prescription : – D1-2, 10-20 gouttes avant le dîner et le coucher ;
– 3CH, 4 granules, idem ;
– LM6, 5 gouttes, idem (agiter).

REMEDE N. 2 : Arsenicum album

- Insomnie essentielle : biotype asthénique, anxieux, terrifié par l'idée de la mort et ayant peur de la solitude.
- Insomnie à cause de soucis ou de préoccupations.
- Après un choc, une grande émotion ; après un effort intellectuel.
- Insomnie avant et après minuit.
- Avec des soubresauts, décharges et tressaillements des membres.
- Le sommeil est agité.
- Une fois réveillé, le sujet ne réussit plus à s'endormir.
- Rêves anxieux, d'accidents, préoccupations.
- Rêves qui font peur.
- Le sujet rêve que des personnes mortes sont encore vivantes.

Prescription : – D12, 20 gouttes avant de se coucher ;
– 15CH, 5 granules, idem ;
– LM24, 5 gouttes, idem (agiter).

REMEDE N. 3 : Avena sativa

- Insomnie à cause de l'épuisement nerveux ; calme les nerfs.
- Adjuvant antimorphinique.
- Aggravation avec l'absorption de café et pendant la nuit.
- S'améliore avec le sommeil.

Prescription : comme *Ambra grisea.*

REMEDE N. 4 : Cocculus indicus

- Insomnie après un travail nocturne.
- Insomnie dite « des infirmiers ».
- Somnolence pendant la journée.
- Le sujet dort avec les bras sur le ventre.
- Rêves anxieux.
- Rêves effrayants.
- S'aggrave en raison du manque de sommeil ou d'émotions.

Prescription : – D8, 20 gouttes avant de se coucher ;
– 9CH, 7 granules, idem ;
– LM18, 10 gouttes, idem.

REMEDE N. 5 : Coffea cruda

- Insomnie essentielle : biotype bilieux-nerveux, euphorique, hypersensible aux émotions joyeuses.
- Insomnie en raison de bouillonnement d'idées, d'activité mentale, d'enthousiasme ; après une joie excessive.
- Insomnie après agitation, nervosité.
- Le sujet dort jusqu'à 3 heures, pour passer le reste de la nuit en demi-sommeil.
- Empire par excès d'émotions, odeurs fortes.
- S'améliore avec la chaleur.

Prescription : comme *Arsenicum album.*

REMEDE N. 6 : Lachesis mutus

- Insomnie essentielle : biotype bilieux-nerveux.
- Eréthisme (exaltation) psychique vers le soir ; loquacité.
- Rêves bizarres ; amoureux, érotiques, lascifs. Le sujet rêve de mourir.

Prescription : comme *Arsenicum album.*

REMEDE N. 7 : Natrum muriaticum

- Insomnie essentielle ; biotype lymphatique-asthénique.
- Insomnie provoquée par une peine.
- Sommeil agité avec décharges musculaires.
- Réveil précoce.
- Réveillé, ne réussit plus à se rendormir.
- Rêves anxieux, bizarres, étranges, embrouillés ; de voleurs et de brigands ; d'avoir soif ; qui font peur.
- Cauchemars nocturnes.

Prescription : comme *Arsenicum album.*

REMEDE N. 8 : Nux vomica

- Insomnie causée par une tension mentale ; après agitation.
- Par abus d'alcool, d'excitants.
- Le sujet est sensible à la colère, au bruit, aux affaires.
- Insomnie après minuit.
- Le sujet se réveille à 3 heures ; veille jusqu'à l'aube ; se rendort peu avant de se lever.
- Il est capable de dormir profondément le matin.
- Rêves anxieux ; d'affaires, professionnels ; de disputes, de misère, d'accidents, de mutilations, de maladies ; d'insectes, de pous ; songes amoureux, érotiques.

Prescription : comme *Cocculus indicus.*

REMEDE N. 9 : Silicea

• Insomnie essentielle : biotype lymphatique-nerveux.
• Insomnie ; avant et après minuit.
• Le sujet réveillé ne réussit plus à se rendormir.
• Rêves anxieux ; agités, avec déplacements ; d'événements passés ; fantastiques, visionnaires ; cauchemars.

Prescription : comme *Arsenicum album.*

REMEDE N. 10 : Pulsatilla

• Insomnie, avant minuit.
• Insomnie malgré la somnolence du sujet.
• Insomnie accompagnée d'idées obsessionnelles.
• Après idéation intense, activité intellectuelle.
• En raison de stase veineuse ; si le sujet a de la fièvre.
• En dormant, le sujet parle, crie, se lamente, sursaute.
• Il dort sur le dos, avec les bras sur le ventre.
• Rêves confus, embrouillés : d'hommes nus, d'animaux en général, de bêtes noires, de misère.
• Rêves qui inspirent de la frayeur ; rêves tristes, de bagarres et de disputes.
• Capacité de sommeil profond.

Prescription : comme *Cocculus indicus.*

REMEDE N. 11 : Sulfur

• Insomnie ; biotype sanguin-nerveux.
• Insomnie avant minuit ou entre 1 et 2 heures du matin ou après 3 heures, 4 heures, et 5 heures.
• Réveil fréquent, avec besoin de déféquer.
• Rêves anxieux, absurdes, étranges, bizarres, comiques, grotesques, confus, embrouillés, désagréables, fâcheux, irritants, fastidieux ; de personnes déjà mortes que l'on voit vivantes ; de tomber d'endroits élevés.
• Cauchemars, en étant étendu sur le dos.

Prescription : comme *Arsenicum album.*

KYSTES OVARIENS

Les kystes (du grec *kustis*, vessie) de l'ovaire sont des tumescences de nature dysfonctionnelle ou inflammatoire. Ils ne possèdent pas de caractéristiques prolifères et sont également nommés kystes de distension. On en distingue trois.

Kyste folliculaire. Le kyste folliculaire est dû à une tension exagérée du follicule ovarien de Graaf ou d'un follicule atrésique, exercée par le liquide contenu dans la cavité de ces petits organes. Le diamètre d'un kyste varie entre 1 et 10 centimètres.

Le symptôme le plus fréquent est une douleur ressentie au niveau de l'une ou des deux fosses iliaques, se manifestant par des petites coliques récurrentes. On constate fréquemment des irrégularités dans le cycle menstruel.

Kyste lutéinique et kyste técolutéinique. Le premier se développe à partir du corps jaune de l'ovaire et forme un hématome à l'intérieur. Le second peut apparaître lorsque la rupture du follicule ovarien de Graaf n'a pas eu lieu.

Les symptômes : une douleur ou une sensation de pesanteur, ainsi que d'éventuelles irrégularités au niveau du cycle.

Thérapie homéopathique

Deux nosodes organothérapiques, associés :

– *Ovarium*, D8, 20 gouttes 1 fois par jour ;

– *Hypophysis*, 7CH, 4 granules 1 fois par jour, le matin.

On complétera ces remèdes par une des substances décrites ci-après (la plus « similaire » au malade).

REMEDE N. 1 : Apis mellifica

- Très efficace lorsque les kystes sont en formation.
- Ovaire droit : douleurs irritantes, arrivant à l'improviste, type brûlure de dards ou piqûres de guêpe, s'aggravant avec la chaleur.
- On constate fréquemment l'existence d'une dysménorrhée.
- S'améliore avec des applications froides.

Prescription : – D6, 10 gouttes 6 fois par jour ;
– 4-5CH, 4 granules 4 fois par jour ;
– LM6, 5 gouttes 8 fois par jour (agiter).

REMEDE N. 2 : Palladium

• Ovaire droit : douleurs pendant et après les règles.
• Cause psychique du kyste, chez le sujet très imbu de lui-même, désireux d'être estimé par les autres ; très susceptible, larmoyant.
• Supporte mal le travail, se fatigue facilement.
• Douleur et sensation de gonflement au niveau de l'ovaire droit, avec élancements qui vont du nombril au bassin ; s'améliore avec la pression et lorsque la personne se couche sur le côté gauche.
• Se sent plus mal lors de mauvaises nouvelles, en société, au cours d'une conversation animée.
• Remède complémentaire : *Platina.*

> ***Prescription :*** – D10, 10 gouttes 2 fois par jour ;
> – 15CH, 4 granules 1 fois par jour ;
> – LM24, 5 gouttes 4 fois par jour (agiter).

REMEDE N. 3 : Lycopodium clavatum

• Ovaire droit ; hypertrophie ; douleurs comme lors d'un accouchement allant de droite à gauche.
• Tendance dépressive ; tempérament nerveux biliaire.
• Aggravation pendant l'après-midi, entre 16 et 20 heures.

> ***Prescription :*** comme *Apis Mellifica.*

REMEDE N. 4 : Platina

• Sujet indifférent ; hypertrophie et douleur comme pour une blessure, de contusion, spasmodique ou similaire à une crampe.
• Douleurs comme avant les règles.
• Sensibilité génitale accentuée ; la personne ne tolère pas qu'on la touche en cet endroit, pas même le médecin.

> ***Prescription :*** comme *Palladium.*

REMEDE N. 5 : Thuya

• Ovaire gauche : sujet qui souffre souvent de douleurs à l'ovaire avant et pendant les menstruations.

- Douleur à l'ovaire avec besoin d'uriner fréquemment.
- Empire avec le froid humide et à 3 heures du matin.
- Se calme avec la transpiration et avec la chaleur.

Prescription : comme *Apis mellifica.*

REMEDE N. 6 : Lachesis mutus

- Ovaire gauche : douleurs brûlantes, comme provoquées par une blessure ou une contusion.
- Le sujet a des menstruations régulières, mais trop faibles ou trop courtes ; le sang est noir.
- L'apparition des règles est toujours un soulagement.

Prescription : comme *Apis mellifica.*

MALAISE MATINAL

Voir **GROSSESSE**

MENOPAUSE - CLIMATERE

La *ménopause* (arrêt des menstrues) est l'arrêt définitif de la fonction menstruelle, consécutif à la disparition de l'ovulation. Elle symbolise la fin de la fertilité féminine.

La ménopause peut être naturelle ou artificielle. Elle est naturelle lorsque les ovaires cessent de fonctionner spontanément, ce qui advient aux alentours de la quarantaine et de la cinquantaine. Elle est artificielle lorsqu'elle est provoquée par des interventions thérapeutiques (castration radiologique, pharmacologique et chirurgicale).

On parle également de *climatère féminin* (du grec : échelon, étape difficile à franchir). C'est pendant cette période qu'a lieu l'involution physiologique des glandes sexuelles (il existe un climatère masculin, appelé andropause). Le climatère ne doit pas être confondu avec la ménopause qui n'en constitue qu'un élément, même s'il est déterminant. Il se prolonge au-delà de l'interruption définitive des règles et est caractérisé par une symptomatologie multiforme où la cessation des menstrues ne constitue qu'un événement. Toujours à la recherche d'une thérapie globale, l'homéopathie peut affronter les modifications physiopathologiques et les troubles associés à la ménopause.

Deux remèdes fondamentaux s'adressant à deux biotypes opposés, occupent la scène pour une thérapie générale et de « terrain » : *Lachesis mutus* et *Sepia.* Les autres remèdes à action limitée sont d'ordre symptomatique ; la similitude de la patiente est alors partielle. On veillera ensuite à déterminer le remède global simillimum : décisif pour obtenir une guérison parfaite, il devra être étudié cas par cas, avec l'aide du médecin traitant.

Remèdes s'adressant à la globalité de l'organisme

REMEDE N.1 : Lachesis mutus

- Indispensable pour la femme en période de ménopause, coïncide avec un biotype : bilieux-nerveux, asthénique, robuste, avec des muscles vigoureux, visage rouge congestionné s'empourprant avec des bouffées de chaleur, sujet hyperexcité et très énervé, très loquace, aux idées fixes, extrêmement jaloux, méfiant.
- Femmes ayant souffert de dysménorrhées s'améliorant brusquement lors des menstruations ; les règles sont à présent irrégulières, peu abondantes, le sang est sombre et d'odeur fétide ; métrorragies de la ménopause.
- Bouffées de chaleur dans la partie supérieure de la tête.
- Migraine sur-orbitaire gauche, hyperalgique, pulsative.
- Bouffées de chaleur au niveau du visage, pieds glacés.
- Le sujet ne peut supporter ni les écharpes ni les vêtements serrés.
- Légère augmentation de la pression artérielle systolique.
- Pouls tremblotant ; sensation de constriction cardiaque.
- Aggravation lorsque la patiente va dormir ; mauvais rêves, cauchemars, dyspnée au cours du sommeil.
- Empire au réveil, avec la chaleur, avec le toucher.

Prescription

Ménopause naturelle :
- D30, 10 gouttes 1 fois par jour ;
- 30CH, 4 granules 1 fois par jour ;
- LM30, 5 gouttes 2 fois par jour (agiter).

Ménopause chirurgicale :
- doubler le nombre des administrations ;
- préférer les LM, liquides, à répéter plusieurs fois si nécessaire (10 secousses à chaque fois).

REMEDE N. 2 : Sepia

• Coïncide avec un biotype : bilieux-nerveux, faible, visage pâle avec taches brunâtres, frileux, mentalement déprimé et solitaire ; indifférent aux autres, même à sa famille.
• Femmes aux règles courtes et retardées, plutôt frigides ; leur indifférence sexuelle est encore accentuée par la transformation fibromateuse de l'utérus, gonflé et pesant ; métrorragies.
• Maux de tête fulgurants, sur le front ou sur la tempe de gauche.
• Bouffées de chaleur au cours de l'après-midi et le soir.
• Bouffées de chaleur comme si on versait de l'eau chaude sur le sujet.
• Nausée matinale, à l'odeur des aliments, impression d'estomac vide, foie lourd, vésicule biliaire endolorie.
• Leucorrhée vert-jaune, irritante, fétide.
• Sécheresse vaginale et vulvaire.
• Insomnie après 3 heures du matin.
• Aggravation avec le froid, le soir.
• Amélioration avec la chaleur, l'après-midi.

Prescription : comme *Lachesis mutus.*

Remèdes partiels symptomatiques

REMEDE N. 1 : Aconitum napellus

• Dans les troubles circulatoires caractérisés par des bouffées de chaleur au visage, lorsque la patiente a une crise d'anxiété.

Prescription :
– D3, 10 gouttes 3-4 fois par jour ;
– 4CH, 4 granules 3 fois par jour ;
– LM6, 5 gouttes toutes les vingt minutes (agiter).

REMEDE N. 2 : Actaea racemosa

• Céphalée qui part de l'occiput pour rejoindre le sommet du crâne, avec des spasmes qui irradient le long de la colonne vertébrale.
• Douleurs mammaires persistantes à gauche.
• Douleurs menstruelles.

- Métrorragies.
- Dépression.
- Insomnie.

Prescription : – D30, 15 gouttes deux fois par jour ;
– 30CH, 7 granules le matin, 1 fois par jour ;
– LM30, 5 gouttes toutes les trente minutes (agiter).

REMEDE N. 3 : Amylenum nitrosum

- Dans le cas de céphalées, lorsque le sang afflue violemment au thorax, au cou et à la tête, en provoquant des crises de sueur et d'anxiété précordiale.
- Empire dans une chambre chaude.
- S'améliore à l'air libre.

Prescription : comme *Actaea racemosa.*

REMEDE N. 4 : Belladona

- Face rouge ardent, gonflée, chaude ; yeux injectés de sang ; bouche sèche.
- Le sujet sent son cerveau bouillir.
- Maux de tête intenses au sommet de la tête, avec une sensation de grande chaleur, parfois visage glacial.

Prescription : comme *Actea racemosa.*

REMEDE N. 5 : Crotalus horridus

- Patientes avec menstruations abondantes et anticipées, ou même aménorrhéiques ; anémiques ; céphalée ressentie comme une pression ou très violente.
- Vide gastrique, palpitations.
- Le sujet ne supporte pas les vêtements serrés.
- Rêves de mort et d'assassinat.

Prescription : – D6, 10 gouttes 3 fois par jour ;
– 7CH, 4 granules 2 fois par jour ;
– LM12, 5 gouttes 4 fois par jour (agiter).

REMEDE N. 6 : Glonoinum

• Symptômes comme *Belladona* mais plus sévères.
• Brusque augmentation de la pression artérielle avec excitation circulatoire et agitation cardiaque.
• Les veines du cou semblent gonflées et tortueuses ; le visage est rouge feu ; les pulsations des artères causent des céphalées violentes, pulsatives.

Prescription : comme *Aconitum napellus.*

REMEDE N. 7 : Graphites

• Femme obèse et triste, hypersensible à la musique.
• La frigidité naturelle augmente.
• Règles en retard, peu abondantes, avec démangeaison ; sang pâle.
• Enrouement concomitant.
• Leucorrhée profuse, aqueuse, excoriante, qui tend à substituer les règles.
• Seins gonflés et douloureux avant les règles.
• Bouffées de chaleur au visage, palpitations.
• Migraine au-desssus de l'orbite gauche.
• Aggravation des varices qui ont tendance à saigner.

Prescription : – D12, 10 gouttes 3 fois par jour ;
– 12CH, 4 granules 2 fois par jour ;
– LM18, 5 gouttes 3 fois par jour (agiter).

REMEDE N. 8 : Sanguinaria canadensis

• Migraine occipitale qui irradie vers la zone située au-dessus de l'orbite droite, avec des douleurs qui évoluent parallèlement à la progression du soleil, augmentant vers midi et déclinant vers le soir (symptôme-clé).
• Bouffées de chaleur au visage et au cou, joues et oreilles rouges. Les paumes des mains et des pieds sont brûlants.
• Règles abondantes ou insuffisantes, nauséabondes, avec caillots.
• Métrorragies de sang rouge brillant et fort.
• Grande agitation et irritabilité.

Prescription : comme *Actaea racemosa.*

REMEDE N. 9 : Sulfuricum acidum

• Bouffées de chaleur au visage, faiblesse abdominale comme avant les règles ; propension aux ecchymoses.
• Hémorragies de sang veineux, noir, fluide, se coagulant mal.
• Ménométrorragies de la ménopause, associées à des bouffées de chaleur et à l'apparition d'ecchymoses spontanées et de pétéchies.

Prescription : comme *Aconitum napellus.*

REMEDE N. 10 : Ustilago maydis

• Métrorragie de la ménopause, de sang rouge brillant, aqueux, en partie liquide, en partie coagulé.

Prescription : comme *Aconitum napellus.*

METEORISME

Voir **FLATULENCE**

NAUSEE

Voir **GROSSESSE**

ŒDEME

Voir **GROSSESSE**

PRURIT

Le prurit est une sensation de démangeaison anormale qui porte le sujet à se gratter. Il s'agit d'un symptôme assez fréquent. Il peut être accompagné d'une *dermatose prurigineuse*, affecter toute la surface du corps ou être délimité, comme c'est le cas des prurits anal, vulvaire et scrotal, ainsi que des prurits localisés dans le tiers inférieur de la jambe, lesquels accompagnent la stase veineuse et préludent à l'eczéma et à l'ulcère variqueux.
Le prurit peut se présenter indépendamment d'une dermatose et être l'expression d'une névrose : le prurit *anal*, par exemple, très intense, a une évolution capricieuse, avec des crises tourmentées, souvent nocturnes, indépen-

dantes de causes organiques, au point qu'on attribue fréquemment son apparition à l'existence d'une psychonévrose. Le prurit *vulvaire* se manifeste souvent pendant la grossesse ou en relation avec la ménopause ou le diabète. Le prurit *sénile*, à caractère essentiel, n'est lié à aucun type de dermatose et est persistant et rebelle aux traitements. Il pourrait dépendre d'altérations involutives de la peau à l'âge sénile.
Etant apte à remonter à la source du mal, la thérapeutique homéopathique offre des remèdes efficaces pour soigner dermatoses et dermatites. En ce qui concerne ces remèdes, nous vous conseillons de vous reporter aux phases érythémateuse, vésiculaire, exsudative et squameuse de la section « Eczéma ».
Les remèdes suivants servent à soigner les types de prurit qui semblent sans cause apparente mais dont la présence occasionne bien des désagréments à la personne touchée. Certains sont de récente expérimentation pathogénique.

Thérapie

Prescription : – D6, 10 gouttes 3 fois par jour ;
– 4CH, 4 granules 3 fois par jour ;
– LM6, 5 gouttes toutes les vingt minutes (agiter).

REMEDE N. 1 : Adlumia fungosa

- *Prurit anal* : chez les sujets masculins.
- Anus irrité, avec brûlures et flatulences.
- Somnolence postprandiale, hyposthénie l'après-midi.
- Altérés : le taux de bilirubine, les transaminases, l'acide urique.
- Haleine fétide, météorisme, constipation, hémorroïdes.
- Empire à 3 heures, avec la chaleur.
- S'améliore si le sujet est couché sur le ventre, avec le sommeil, en buvant du café.

REMEDE N. 2 : Argentum metallicum

- *Prurit sénile* : sujet maigre, hypocondriaque, mélancolique, atteint de vieillissement précoce.
- Sensation prurigineuse, brûlante, disséminée irrégulièrement sur la surface cutanée.
- Le sujet n'éprouve pas le besoin de se gratter.
- Empire après le sommeil, avec la pression.
- S'améliore à l'air libre, en marchant.

REMEDE N. 3 : Baryta carbonica

- *Prurit sénile* : vieillissement précoce.
- Prurit sur les cuisses, douleurs irritantes après s'être gratté.
- Prurit du cuir chevelu.
- Alopécie à la suite d'éruptions.
- Empire avec le froid.
- S'améliore avec la chaleur.

REMEDE N. 4 : Caladium seguinum

- *Chez la femme* : prurit vulvaire qui pousse à se gratter et déprime la patiente physiquement et moralement.
- Prurit vulvaire pendant la grossesse, pendant la nuit.
- *Chez l'homme* : prurit et démangeaison scrotale avec éruptions.
- Empire avec la chaleur.
- S'améliore avec le froid et en transpirant.

REMEDE N. 5 : Calcarea fluorica

- *Prurit vulvaire* : sujet maigre, ayant bon appétit, laxité prononcée des ligaments, dilatations veineuses.
- Eruptions vésiculaires et prurigineuses, qui transsuent par la suite aux alentours des orifices naturels.
- Prurit aggravé par la chaleur du lit et atténué en se découvrant.
- Perte des cheveux, des cils, des poils génitaux.

REMEDE N. 6 : Castella texana

- *Prurit anal* : sujet violent et irritable.
- L'enfant est nerveux, capricieux, pleure souvent.
- Tendance à la vermination chronique.
- *Prurit anal* intense, sensation de piqûres.
- Désir irrésistible de se gratter l'anus.
- Sécrétion anale liquide tachant le linge.

REMEDE N. 7 : Croton tilium

- *Prurit scrotal* : provoqué par un eczéma scrotal, très prurigineux, mais tellement douloureux que le patient ne peut pas se gratter.

REMEDE N. 8 : A.D.N. (acide désoxyribonucléique)

- *Prurit anal et périanal, prurit vulvaire.*
- Tendance à des dermatoses de type eczéma.

• Problèmes eczémateux intermittents marginaux anaux, avec brûlure et transsudation.
• Folliculite inflammatoire des cuisses.
• Empire avec le mouvement mais s'améliore en voiture.
• Amélioration avec l'air frais, avec le repos.

REMEDE N. 9 : Dolichos pruriens

• *Prurit général* : en relation avec la fonction hépatique.
• Prurit intense sur tout le corps, sans aucune éruption visible.
• Prurit accompagné d'ictère ou de constipation.
• Se calme lorsque le sujet se gratte, mais seulement lorsque la peau se met à saigner.
• Empire pendant la nuit, avec la chaleur du lit.

REMEDE N. 10 : Ergotina

• *Prurit vulvaire et vaginal* : état d'anxiété, très émotif ; dépression psychosomatique chronique.
• Empire avec la chaleur, lorsque le sujet est couché sur le dos.
• S'améliore en se découvrant, à l'air libre.

REMEDE N. 11 : Viscum album

• *Prurit général, prurit vulvaire, prurit sénile.*
• *Prurit général* : démangeaison sans cause apparente.
• S'améliore avec la transpiration et dans la soirée.
• Sujet tendant aux rhumatismes, aux spasmes vasculaires, aux maladies dégénératives et aux tumeurs.

PYROSIS

Voir **HYPERACIDITE**

REVES

Voir **INSOMNIE**

SUPPURATION

Voir **ABCES**

TOUX

Après une inspiration profonde, on assiste à une expiration rapide, avec ouverture finale brusque et sonore de la glotte.

Dans ce domaine, l'homéopathie dispose de bons remèdes correspondant aux symptômes spécifiques qu'il est nécessaire de bien préciser. La toux peut être, en effet, sèche : non accompagnée d'expectorations ; d'irritation : sèche en quintes rapprochées, répétées, nombreuses ; catarrhale ou grasse ou humide : avec expectoration, crachats peu ou très abondants, de type :
- fibrineux : assez visqueux, adhérent ;
- muqueux : blanc nacré, avec bulles d'air ;
- purulent : jaune-verdâtre, dense, opaque ;
- mucopurulent : vitreux avec des blocs de pus ;
- mucosanguinolent : visqueux, avec du sang ;
- néoplastique : comme de la gelée de framboises ;
- nummulaire : étalés et arrondis comme des pièces de monnaie ;
- séreux : écume transparente, jaune, rougeâtre ou rose ;
- sanguinolent : rouge vif avec des bulles d'air ;
- sujet aphone ou au timbre faible ou voilé ;
- toux aboyante, comme un chien ;
- comme un chevrotement, ou stridente ;
- hystérique : âpre, monotone ;
- convulsive, type coqueluche : inspiration prolongée débouchant sur un cri évoquant le chant du coq (quintes de la coqueluche).

Thérapie

Prescription :
- D3-6, 10 gouttes 3-4 fois par jour ;
- 4-7CH, 4 granules 2-3 fois par jour ;
- LM6-18, 5 gouttes toutes les dix à vingt minutes (agiter).

REMEDE N. 1 : Aconitum napellus

• Toux caractéristique du coup de froid sec : chez les patients ayant une fièvre élevée, une soif intense d'eau froide, et ne transpirant pas. Le patient tousse avec peine ; il se plaint d'une sensation de contusion au niveau du thorax ; à chaque quinte de toux, il se touche la gorge.

• *Type de toux* : aboyante, bruyante ; rauque ; caverneuse ; sèche, brève ; sifflante.

• *Quand* : nocturne, apparaît avant minuit ; pendant le sommeil ; avec la fièvre.

• *Type de crachat* : blanc, mucosanguinolent, sanguinolent, couleur rouille.

• *Quantité* : expectoration peu abondante.
• Aggravation dans une chambre chaude ; le soir, la nuit vers minuit ; lorsque le sujet est couché sur le côté douloureux.

REMEDE N. 2 : Antimonium tartaricum

• Bronches chargées de mucosités, râles légers, forts crépitements. Langue chargée. Respiration difficile.
• *Type de toux* : convulsive, genre coqueluche ; brèves crises paroxystiques.
• *Quand* : avant minuit, vers 23 heures.
• *Type de crachat* : expectoration faible ou inexistante ; crachat muqueux ; blanc, transparent ; purulent ; adhérent, difficile à détacher ; au goût acide, ou doucereux, ou salé.
• *Quand* : expectorations matinales.
• Empire lorsque le sujet est couché, diminue lorsqu'il est assis.

REMEDE N. 3 : Belladona

• Toux à apparition soudaine ; avec mucosités sèches ; chez les patients avec fièvre élevée. Toux très douloureuse avec agitation violente et prostration.
• *Type de toux* : sèche ; caverneuse, dure, difficile ; aboyante ; paroxystique et torturante pendant la nuit ; spasmodique pendant l'après-midi ; rauque ; violente ; convulsive, genre coqueluche ; déchirante.
• *Quand* : vers 22-23 heures ; pendant la nuit ; l'après-midi.
• *Type de crachat* : sanguinolent ; clair ; rouge vif ; au goût acide, âpre ; type vieux catarrhe.
• *Quand* : après manger ; le soir.
• Empire avec le mouvement, s'améliore avec le repos.

REMEDE N. 4 : Bryonia

• Toux d'état fébrile à apparition progressive. La toux semble provenir de l'estomac ; elle est consécutive à une irritation de l'épigastre ; en toussant, le patient se tient le thorax avec les mains, en raison des douleurs costales.
• *Type de toux* : sèche ; spasmodique ; déchirante.
• *Quand* : seulement le matin ; avec la fièvre.
• *Type de crachat* : couleur rouille, strié de sang ; jaune ; muqueux ; muqueux-sanguinolent.
• *Quand* : expectoration matinale.
• Aggravation avec le mouvement, en respirant, avec la chaleur.
• Amélioration avec le repos, avec les boissons froides.

REMEDE N. 5 : Calcarea carbonica

• Toux grave au cours de la fièvre, chez les sujets lymphatiques, aggravée par le froid et l'humidité.
• *Type de toux* : grasse le matin et sèche le soir ; sèche la nuit, avant minuit ; brève.
• *Quand* : la nuit, le matin, le soir.
• *Type de crachat* : muqueux ; purulent ; adhérent, difficile à se détacher ; nauséabond ; au goût acide ou doucereux.
• *Quand* : le matin.
• Empire avec le froid.
• S'améliore avec la sécheresse.

REMEDE N. 6 : Causticum

• Agitation et sensation de ne pas pouvoir tousser pour se débarrasser du mucus ; fourmillement dans le larynx ; possibilité d'incontinence d'urine.
• *Type de toux* : sèche, dure, difficile ; violente ; angoissante ; rauque ; caverneuse ; exténuante ; incessante, permanente ; déchirante.
• *Type de crachat* : excoriant, âcre ; adhérent ; épais ; muqueux ; transparent ; goût de graisse.
• Le malade est obligé d'avaler l'expectoration.
• *Quand* : pendant la journée, le matin, le soir, la nuit ; réveille le malade.
• La toux empire lorsque le patient est allongé ; elle apparaît ou s'aggrave dans la chaleur du lit.
• La toux est atténuée par les boissons froides.

REMEDE N. 7 : Drosera

• Remède de la coqueluche, de la toux spasmodique. Elle est accompagnée de nausée et d'épistaxis (saignement de nez) ; douleurs aux côtes et à l'abdomen, améliorées avec la pression des mains.
• *Type de toux* : sèche, aboyante, rauque ; convulsive, paroxystique, avec des crises qui se succèdent rapidement.
• *Quand* : à 2 heures, paroxystique.
• *Type de crachat* : muqueux.
• La toux empire lorsque le sujet est couché, après minuit ; avec la chaleur ; en riant, en parlant, en buvant et en pleurant.

REMEDE N. 8 : Hyoscyamus

• Toux périodique sèche provoquée par les raclements de gorge, avec démangeaison.

- *Type de toux* : sèche, nerveuse, spasmodique.
- *Quand*: la nuit, paroxystique.
- Elle empire lorsque le sujet se couche ; impossibilité de dormir.
- Elle s'améliore en position assise.

REMEDE N. 9 : Ignatia amara

- Toux après contrariété, colère. Après irritation des voies aériennes, du larynx ; avec sensation de vapeurs de souffre dans le larynx.
- *Type de toux* : nerveuse, sèche ; spasmodique ; caverneuse ; déchirante ; incessante.
- *Quand*: au réveil, caverneuse, brève ; le soir, hachée.
- *Type de crachat* : difficile à expulser, le matin.
- Aggravation en toussant : plus le malade tousse, et plus il a envie de tousser.

REMEDE N. 10 : Kalium bichromicum

- Toux liée à des rhinites aiguës et chroniques, rhinopharyngites, laryngites, bronchite. Douleurs rétrosternales qui irradient dans le dos.
- *Type de toux* : sèche après le déjeuner ; productive le matin.
- *Type de crachat*: mucosités visqueuses et filantes, adhérentes ; blanches ; sanguinolentes.

REMEDE N. 11 : Kalium carbonicum

- Pendant les crises d'asthme. Parallèlement à la fièvre, par irritation du larynx et de la trachée.
- *Type de toux*: grasse, pendant la fièvre ; dure, difficile, suffocante, épuisante.
- *Quand*: le matin ; entre 21 heures et le matin ; à 3 heures du matin, violente ; la nuit, la toux réveille le malade.
- *Type de crachat* : âcre, excoriant, irritant, purulant, sanguinolent.
- Empire avec la pression.

REMEDE N. 12 : Nux vomica

- Toux provoquée par les démangeaisons dans la gorge, au niveau du larynx ; sensation de vapeurs sulfureuses dans la trachée ; toux épuisante avec sensation d'explosion dans la tête et de douleurs au ventre ; agitation violente, tourmentée.
- *Type de toux* : sèche ; aphone ; spasmodique.
- *Quand*: le matin, au réveil.

• *Type de crachat*: vert et consistant; jaune et purulent; aqueux et fétide.
• La toux empire le soir et avant minuit; le matin; avec le froid, les aliments et les liquides, surtout froids et glacés.

REMEDE N. 13: Pulsatilla

• Toux après rhinite, rubéole, rougeole; en crise d'asthme; consécutive à l'irritation de l'épigastre, ou d'efforts physiques violents.
• *Type de toux*: sèche la nuit, lorsque le sujet est allongé.
• *Quand*: le matin; permanente, le soir.
• *Type de crachat*: seulement pendant la journée, le matin au moment de se lever; difficile à expectorer, sanguinolent, verdâtre, jaunâtre, au goût amer ou de vieux catarrhe; gras, nauséabond, salé, adhérent.

REMEDE N. 14: Rumex

• Toux provoquée par une sensation d'élancement au poumon; par un chatouillement ou une pression dans la cavité sternale; par la moindre inspiration d'air frais, ou par toute inspiration profonde.
• *Type de toux*: sèche, brève; en crises continuelles ou en quintes brusques.
• *Quand*: le soir, en allant au lit, le matin.

REMEDE N. 15: Sambucus

• Toux suffocante des enfants qui se réveillent pendant la nuit. Lors de l'auscultation du thorax, râles et sifflements sonores. Nez bouché. Respiration difficile.
• *Type de toux*: sèche; spasmodique.
• *Quand*: à minuit, suffocante.
• *Type de crachat*: gélatineux, peu abondant.

REMEDE N. 16: Senega

• Remède spécifique pour la toux des personnes âgées. Douleurs à la poitrine, difficiles à calmer. Catarrhe des voies aériennes.
• *Type de toux*: sèche, peu productive.
• *Type de crachat*: difficile, épaisses mucosités; transparent.

VEINES VARIQUEUSES

Voir **GROSSESSE**

VOMISSEMENT

Voir **GROSSESSE**

TROISIEME PARTIE

MATIERE MEDICALE PURE LES REMEDES HOMEOPATHIQUES LES PLUS IMPORTANTS ET LEURS APPLICATIONS

ACONITUM NAPELLUS (aconit)

Remède végétal à action générale.

Symptômes psychiques :
- intense agitation nerveuse ;
- terreur de la mort : en prédit l'heure ;
- ne supporte pas la musique.

Particularités :
- sensation d'être plus petit qu'en réalité ;
- une joue rouge, brûlante, l'autre pâle et froide.

Symptômes généraux :
- fièvre jusqu'à 41°, frissons de froid ; sécheresse de la peau ;
- pouls dur, rapide, nerveux ;
- soif dévorante de grandes quantités d'eau.

Symptômes locaux :
- voies respiratoires supérieures asséchées, avec toux sèche ;
- excréments vert sombre, couleur épinard.

Aggravation :
vespérale, nocturne, dans une chambre chaude.

Amélioration :
avec la transpiration, dans les cas aigus.

Aconitum napellus agit :
sur l'appareil circulatoire et sur le système cérébro-spinal : favorise la transpiration. Lorsque le malade se met à transpirer, le remède n'agit plus.

Soigne :
les états fébriles aigus du début, avec apparition soudaine de symptômes violents, névralgies et névrites (sciatique, nerf trijumeau), après exposition au froid sec.

Est indiqué dans le cas de :
sujets jeunes et robustes, sanguins, énergiques ; sympathicotoniques ; enfants vigoureux aux joues rouges.

AESCULUS HIPPOCASTANUM (marron d'Inde)

Remède végétal à action limitée.

Symptômes psychiques :
- apathie, indifférence à tout.

Particularités :
- sensation d'avoir un pieu dans l'anus.

Symptômes généraux :
- congestion veineuse, muqueuses sèches ;
- hémorroïdes qui alternent avec eczéma ou pharyngite.

Symptômes locaux :
- coliques gastriques, douleurs lancinantes au côlon et au rectum ;
- constipation tenace, hémorroïdes brûlantes, comme si le rectum était rempli d'aiguilles ;
- douleurs intenses au sacrum et aux os iléo-sacrés.

Aggravation :
au réveil, avec le mouvement, avec la chaleur, debout ; le mal de dos s'aggrave lorsque le sujet se penche en avant.

Amélioration :
avec des bains froids, avec des mouvements modérés.

Aesculus hippocastanum agit :
sur les veines, sur les muqueuses de la bouche, sur le rectum, sur les articulations iléo-sacrées.

Soigne :
la congestion veineuse, de la veine porte, hémorroïdale, la constipation provoquée par une congestion de la veine porte ; les varices, les thrombophlébites ; les douleurs rhumatismales qui empirent lors d'un éternuement ; les paralysies et les douleurs liées à une parésie des membres inférieurs.

Est indiqué dans le cas de :
sujets sanguins et bilieux, tendant aux varices et aux hémorroïdes.

ANTIMONIUM CRUDUM (sulfure noir ou proto-sulfure d'antimoine)

Remède minéral à action limitée.

Symptômes psychiques :
- gourmand, acariâtre, bougon ;
- larmes faciles ; le sujet compense ses désillusions en mangeant ;
- sentimentalisme, amour contemplatif ;
- onychophagie chez les enfants.

Symptômes généraux :
- tendance à prendre du poids ;
- intoxication digestive ;
- intolérance au pain, aux graisses, au vinaigre ;
- envie d'aliments acidulés, de cornichons ;
- forte transpiration.

Symptômes locaux :
- langue blanche ; vomissement acétonémiques ;
- diarrhée alternée avec constipation, hémorroïdes muqueuses ;
- éruptions croûteuses, type hyperkératose ; épaississements cornés, callosités ; ongles fissurés ; pieds calleux, verrues plantaires.

Aggravation :
avec les aliments et les boissons acides, en mangeant trop, avec la chaleur du soleil, les bains froids ; à la suite de déceptions sentimentales ; si le sujet est consolé (enfants).

Amélioration :
avec des compresses et des bains chauds.

Antimonium crudum agit :
sur le tube digestif et sur la peau.

Soigne :
les catarrhes pulmonaire, gastrique et intestinal consécutifs à des bains froids ; l'indigestion de gros mangeurs ; la colite ulcéreuse ; la constipation alternée avec la diarrhée (chez les sujets âgés) ; les affections de la peau, les eczémas chroniques, l'hyperkératose plantaire, les verrues cornées et les callosités ; les éruptions du cuir chevelu du nourrisson.

Est indiqué dans le cas de :
sujets gras, pâles, vagotoniques, hypothyroïdiens ; patients irritables, avec des rougeurs autour des yeux, des rhagades (crevasses) aux ailes du nez et

aux angles de la bouche; enfants qui s'effarouchent s'ils sont touchés ou regardés.

ANTIMONIUM TARTARICUM (tartre stibié ou émétique)

Remède minéral à action limitée.

Symptômes psychiques :
– apathie, indifférence à tout, même à la mort.

Symptômes généraux :
– tendance invincible au sommeil dans presque toutes les maladies ;
– envie anormale de pommes et d'aliments acides.

Symptômes locaux :
– visage froid, bleu, pâle, avec sueur froide ;
– tic nerveux sur le visage, en toussant ;
– enrouement, toux nocturne ;
– respiration gênée par d'abondantes mucosités ;
– expectoration impossible.

Aggravation :
dans une pièce surchauffée, allongé ; la nuit ; lors des changements de temps ; au printemps et en automne.

Amélioration :
à l'air libre, avec des compresses froides, en expectorant, avec les éructations ; assis, en décubitus latéral droit, debout.

Antimonium tartaricum agit :
sur le nerf pneumogastrique, qui affaiblit la respiration et la circulation.

Soigne :
la respiration difficile, spécialement chez les sujets âgés ; avec mucus abondant et expectoration impossible ; lors de crises de dyspnée, vers 3-4 heures du matin ; les affections bronchiques et pulmonaires ; avec dyspnée ; les éruptions pustuleuses, l'acné ; les troubles postvaccinaux, si *Thuya* ne fonctionne pas et si *Silicea* n'est pas indiqué.

APIS MELLIFICA (abeille entière)

Remède animal à action générale. Latéralité droite.

Symptômes psychiques :
– le sujet est soupçonneux, irritable et jaloux ;
– éternellement insatisfait, maladroit, agité, débordé ;

– asthénie nerveuse, avec forte distraction ;
– troubles nerveux après crise de jalousie.

Symptômes généraux :
– douleurs type piqûres, brûlures, irritations, douleurs vagues ;
– hyperesthésie cutanée aux secousses, au contact ;
– fièvre alternant sécheresse brûlante et transpiration ;
– absence de soif ;
– intolérance à la chaleur.

Symptômes locaux :
– œdème local pâle ou rouge ;
– gonflements œdémateux qui ressemblent à des poches d'eau ;
– éruptions type érysipèle sur le cuir chevelu ;
– langue rouge, chaude, brûlante sur la pointe ;
– fèces écorchant le rectum ; dures pendant les menstruations.

Aggravation :
avec la chaleur et le contact, même le plus léger ; entre 16 et 18 heures.

Amélioration :
à la mer, avec l'air et l'eau fraîche, après une diurèse abondante.

Apis mellifica agit :
sur la peau, sur les voies respiratoires, sur les organes uro-génitaux, la vessie, l'intestin. Agit rapidement, mais pendant une période courte.

Soigne :
les piqûres d'insectes ; les inflammations des muqueuses ; l'amygdalite de droite ; l'ovarite et l'annexite de droite ; la cystite ; la cystite avec urine brûlante, écoulement goutte à goutte de l'urine, sédiments sombres. Rétention urinaire chez les enfants. Urticaire.

Est indiqué dans le cas de :
sujets présentant des troubles thyroïdiens, hyperesthésiques avec peu de réactivité ; sujets inquiets, nerveux, envieux, jaloux, qui pleurent ou rient pour des motifs futiles.

ARGENTUM NITRICUM (nitrate d'argent)

Remède minéral à action limitée. Latéralité gauche.

Symptômes psychiques :
– anxiété, inquiétude, peur, donnant lieu à des vertiges ;
– anxiété d'anticipation avec diarrhées émotives subites ;
– multiples phobies : claustrophobie, agoraphobie, etc.

Particularités :
– le sujet ne sent pas son urètre lorsqu'il urine.

Symptômes généraux :
– sens très précaire de l'équilibre ; envie de sucre, qui s'aggrave ;
– sensation d'aiguilles dans la gorge, dans le larynx ;
– rêves épouvantables : serpents, chiens noirs ; morts, mais sont encore vivants ; fantômes, spectres, etc.

Symptômes locaux :
– douleurs « vrillantes » sur le côté gauche du front ;
– céphalée qui s'améliore avec un bandage étroit ;
– diarrhée en giclée, excréments muqueux, verdâtres ;
– vomissement de mucosités pendant la diarrhée ;
– gaz sonores après les aliments sucrés ;
– leucorrhée mucopurulente.

Aggravation :
avec l'attente, la chaleur, dans la foule, au clair de lune, sur le côté droit.

Amélioration :
avec les éructations fortes, l'air froid, la pression prononcée.

Argentum nitricum agit :
sur le système nerveux central et sur le système nerveux végétatif ; sur l'estomac et sur les intestins ; sur les muqueuses.

Soigne :
la neurasthénie, la psychasthénie ; la diarrhée émotive, liée à la peur des examens ou le trac ; l'enrouement, la laryngite des chanteurs ; les polypes des cordes vocales ; la gastrite, l'ulcère peptique ; le météorisme épigastrique ; le syndrome gastro-cardial ; la gastro-entérite nerveuse, l'irritation du côlon.

Est indiqué dans le cas de :
sujets émotifs, frileux, maigres, grincheux, atteints de vieillesse prématurée.

ARNICA MONTANA (ou tabac des Vosges, ou plantain des Alpes)

Remède végétal à action générale.

Symptômes psychiques :
– bien qu'il soit gravement atteint, le malade refuse de voir un médecin, tout en étant terrorisé par la mort ;
– il ne veut pas qu'on lui parle, ni qu'on le touche.

Symptômes généraux :
- tout le corps semble endolori et meurtri ;
- le lit, le fauteuil, tout lui paraît trop dur ;
- visage rouge, langue avec ligne médiane sombre ;
- tête chaude, corps froid ;
- déteste la viande, le pain et le lait ;
- rêve d'animaux, de disputes, de voleurs et d'accidents.

Symptômes locaux :
- épistaxis (saignements de nez), halitose (mauvaise haleine), éructations fétides ;
- flatuosités genre œufs pourris ;
- incontinence urinaire et rectale ;
- furoncles douloureux qui apparaissent l'un après l'autre ;
- hématomes.

Aggravation :
avec le contact, le surmenage, le vin.

Amélioration :
avec le chaud, la tête en bas.

Arnica montana agit :
sur l'appareil circulatoire, sur les organes respiratoires et sur la peau ; sur les traumatismes, les muscles, sur le tissu conjonctif ; sur les syndromes infectieux.

Soigne :
les lésions traumatiques de tout genre. Etats septiques, infectieux. Séquelles de grande fatigue. Myalgies provoquées par l'effort. Hypertension. Asthénie du myocarde. Infarctus. Enrouement des chanteurs et des orateurs. Flatulence sentant l'œuf pourri. Furoncles douloureux. Eczéma sur le visage.

Est indiqué dans le cas de :
sujets sympathicotoniques, hypersensibles, pléthoriques, qui se sentent terriblement endoloris et ont peur d'être bousculés ou même touchés.

ARSENICUM ALBUM (anhydride arsénieux ou oxyde blanc d'arsénic)

Remède minéral à action générale. Latéralité droite.

Symptômes psychiques :
- grande agitation et anxiété, peur de mourir ;
- le sujet est hypercritique depuis qu'il est enfant ;

- tic nerveux des lèvres, vers le soir ;
- sursauts avant de s'endormir ;
- avarice, peur des voleurs.

Particularités :
- anxiété après la défécation.

Symptômes généraux :
- découragement total, épuisement allant jusqu'au collapsus ;
- douleurs brûlantes, très intenses ; sueurs froides, muqueuses sèches ; sécrétions fétides ;
- soif inextinguible de boissons chaudes ou tièdes ;
- boit seulement à petites gorgées ;
- nausée dans la cuisine, et à la seule vue des aliments ;
- aversion pour les médicaments, le sucre et les alcools, envie d'aliments et de boissons chaudes.

Symptômes locaux :
- éruptions sèches, desquamation fine, sans prurit ;
- aphtes et vésicules dans la bouche ; éruptions herpétiques ;
- diarrhée noirâtre, fétide, qui brûle l'anus.

Aggravation :
après une heure du matin, avec le froid, les aliments et les boissons froides, couché avec la tête plus basse que le corps.

Amélioration :
avec la chaleur (le mal de tête mis à part), les compresses chaudes, la tête surélevée, en changeant de position.

Arsenicum album agit :
sur le système nerveux central, sur le système nerveux végétatif, sur les nerfs périphériques, la thyroïde, les reins, la peau et le canal gastro-intestinal, la peau. L'action est très intense, spécialement dans le cas de maladies graves, aiguës et chroniques.

Soigne :
l'agitation, la dépression, la respiration asthmatique, la dégénérescence graisseuse au niveau de tous les organes, la gastro-entérite aiguë, le choléra, la dysenterie, les coliques néphrétiques, les névralgies et névrites, le prurit brûlant, les dermatoses et dermatites, le psoriasis.

Est indiqué dans le cas de :
sujets intoxiqués, maigres, pâles, langue et lèvres sèches et bleuâtres.

ATROPA BELLADONA (belladone ou mandragore)

Remède végétal à action générale. Latéralité droite.

Symptômes psychiques :
- surexcitation mentale, imagination anormale ;
- hypersensibilité, hyperexcitabilité, violence.

Symptômes généraux :
- fièvre au-dessus de 39°, délire, congestion ;
- pouls plein, rapide, dur ;
- visage rouge, chaud, suant ; extrémités froides ;
- douleurs pulsatives, brûlantes, comme des pointes ;
- rêves excitants, angoissants, de travaux domestiques ;
- sécrétion anormale des muqueuses ; arrêt des sécrétions ;
- règles en avance, abondantes.

Symptômes locaux :
- céphalées de tout type, mydriase, pulsation visible des carotides ;
- toux spasmodique pendant l'après-midi et la nuit.

Aggravation :
après 15 heures, le soir, avec le contact, avec les secousses, le bruit, le froid, en position couchée sur le dos, avec la fin de la transpiration.

Amélioration :
avec le repos absolu, dans une chambre chaude, dans l'obscurité, en étant à moitié assis.

Atropa belladona agit :
sur le système nerveux central, les méninges, le sympathique, les nerfs périphériques, les muqueuses, les yeux, le canal intestinal, les voies respiratoires, les glandes, la peau, les organes émonctoires.

Soigne :
les états fébriles, les abcès, les adénites, les angines, l'hyperémie cérébrale, l'état apoplectique, la migraine, les éruptions scarlatineuses, l'érysipèle, l'otite, l'orchite, la métrite et la métrorragie.

Est indiqué dans le cas de :
sujets pléthoriques, sympathicotoniques, nerveux, hypersensibles.

AURUM METALLICUM (or)

Remède minéral à action générale.

Symptômes psychiques :
- nervosité et anxiété jusqu'à la colère ou dégoût de la vie jusqu'au suicide ; mélancolie ;
- autodépréciation.

Symptômes généraux :
- douleurs très fortes, lancinantes, térébrantes, profondes, dans les os ; empirent la nuit.
- soif et faim exagérées ; désir de lait et de café.

Symptômes locaux :
- céphalées lancinantes, au sommet du crâne ;
- hémianopsie, hémiopie supérieure, vision brouillée ;
- rhinite fétide, douleurs nasales térébrantes ;
- écart important entre pressions diastolique et systolique ;
- artério-sclérose des gros vaisseaux, de l'aorte ;
- dégénérescence graisseuse du cœur.

Aggravation :
la nuit, avec le froid hivernal, avec le bruit, la fatigue intellectuelle, avec l'alcool.

Amélioration :
le soir, avec la chaleur estivale, l'air chaud, l'augmentation de la température.

Aurum metallicum agit :
sur le système nerveux central, le tissu conjonctif, les os, les yeux, le cœur, les vaisseaux, les glandes, l'utérus.

Soigne :
les maladies provoquées par une frayeur, la colère, la peur, l'amour contrarié, la dépression nerveuse avec tendance au suicide ; la sténocardie, l'hypertension, les palpitations, l'artério-sclérose, la cirrhose hépatique, l'hypertrophie prostatique, l'haleine fétide des jeunes filles pendant la puberté, les myomes de l'utérus, les caries osseuses, l'ostéodynie, la spondylarthrite ankylosante.

Est indiqué dans le cas de :
sujets pléthoriques, sympathicotoniques, hyperthyroïdiens ; irritables, toujours préoccupés.

BARYTA CARBONICA (carbonate de Baryum)

Remède minéral à action générale.

Symptômes psychiques :
- enfant faible au point de vue physique et mental ;
- vieux misanthrope, sujet indécis et geignard ;
- asthénie et lenteur cérébrale.

Particularités :
- agitation incessante dans la région lombaire.

Symptômes généraux :
- troubles de la mémoire, vertiges, insomnie ;
- affaiblissement caractérisé de la personne âgée ;
- envie de fruits (prunes) et de gâteaux.

Symptômes locaux :
- hypertrophie et durcissement de la prostate et des testicules ;
- faiblesse mentale et psychique ;
- chute des cheveux ;
- douleurs au niveau des ganglions axillaires ;
- peau des mains endurcie ;
- sueurs froides, prononcées au niveau des pieds.

Aggravation :
avec le froid humide, en présence d'étrangers.

Amélioration :
avec l'air frais, couvert au chaud.

Baryta carbonica agit :
sur le cœur, les vaisseaux, contre la sclérose tissulaire avec déficit fonctionnel et endurcissement.

Soigne :
les personnes âgées ; l'artériosclérose, l'involution cardiaque sénile, les pertes de mémoire, le manque de puissance sexuelle, la bronchite chronique des personnes âgées, l'hypertrophie prostatique, les états précancéreux.
Chez l'enfant : les affections glandulaires et scrofuleuses, les angines à répétition, l'hypertrophie des amygdales avec suppuration.

Est indiqué dans le cas de :
sujets âgés, gras, hypertendus, frappés d'artériosclérose ; enfants avec la tête en forme de poire, un gros ventre et un développement intellectuel limité.

BELLADONA

Voir **ATROPA BELLADONA**

BRYONA ALBA (vigne blanche ou navet du diable)

Remède végétal à action générale. Latéralité droite.

Symptômes psychiques :
- sujet irritable et méchant, colérique ;
- le sujet parle toujours d'affaires et a peur de la pauvreté ;
- il aime s'isoler et avoir la paix ;
- hallucinations.

Symptômes généraux :
- inflammation et fièvre se développent par paliers ;
- douleurs piquantes, lancinantes, déchirantes ;
- soif de grandes quantités d'eau froide, à longs intervalles ;
- sécheresse des muqueuses et de la peau ;
- exsudation des séreuses et des synoviales.

Symptômes locaux :
- violents maux de tête avec irritation des méninges ; os occipitaux, temporaux ;
- toux d'irritation sèche, cyanose avec dyspnée, expectoration sanguinolente ;
- constipation avec fèces sèches, dures, noires, comme brûlées, toujours grosses, intercalée parfois de diarrhée ;
- articulations chaudes, sensibles au contact, très douloureuses ;
- seins lourds et durs ; règles sombres ;
- douleurs aiguës aux ovaires ;
- peau gonflée, brûlante, œdémateuse. Eruptions.

Aggravation :
au moindre mouvement ; vers 21 heures ; avec le chaud, avec des aliments chauds.

Amélioration :
avec la pression, avec les applications froides, couché sur le côté douloureux et avec un repos physique et mental absolu.

Bryona alba agit :
sur le système nerveux central, les muqueuses, les séreuses, la peau, les bronches, les intestins, le foie et la vésicule biliaire.

Soigne :
les inflammations aiguës avec sécheresse excessive des muqueuses et douleurs vives, la pharyngo-laryngite, la bronchite sèche, la pleurite, la pneumonie, la gastrite, les troubles hépatiques, la constipation, les rhumatismes musculaires et articulaires.

Est indiqué dans le cas de :
sujets maigres, robustes, musclés, sanguins, de couleur pâle et olivâtre.

CALCAREA CARBONICA (coquille d'huître)

Remède minéral à action générale. Latéralité droite.

Symptômes psychiques :
- sujet faible, lent, apathique, têtu ;
- ne s'intéresse qu'aux choses futiles ;
- peur du soir, de l'avenir, du mal, du démon, de la folie, d'être observé ;
- sensible aux spectacles cruels, aux souris et au feu ;
- a peur qu'on le prenne pour un fou.

Symptômes généraux :
- tend à l'anémie graisseuse, à la corpulence et à l'excès de poids ;
- sujet frileux transpirant au moindre effort ;
- faim dévorante ; envie d'œufs.

Symptômes locaux :
- inflammations périodiques aux yeux, photophobie ;
- nez bouché en permanence, toux nocturne sèche ;
- enrouement matinal ;
- règles en avance, longues et abondantes ;
- crampes, coliques, le soir, diarrhée acide ;
- urines acides ou fétides ;
- peau flasque, éruptions croûteuses, enflammées, en forme de grappes.

Aggravation :
à cause du froid, de l'humidité, de l'exercice physique, de l'effort intellectuel, avec le lait et à la pleine lune.

Amélioration :
avec la sécheresse, couché sur le côté douloureux.

Calcarea carbonica agit :
sur le système nerveux central, les glandes lymphatiques, la thyroïde, les gonades, les os, les muqueuses, les muscles, le tube digestif et la peau.

Soigne :
les croûtes de lait, la spasmophilie, les terreurs nocturnes, les vertiges, l'épilepsie, la boulimie, l'obésité, l'asthme bronchial, la gastro-entérite chronique, les coliques, la constipation, les hémorroïdes externes qui saignent, l'arthrite, la coxite, la névrite des membres, l'aménorrhée, les pollutions nocturnes, l'impuissance, la leucorrhée d'aspect laiteux, les lipomes, les polypes, l'herpès farineux, avec squames.

Est indiqué dans le cas de :
sujets gros, lymphatiques, dotés d'une faible réactivité, avec les cheveux blonds, les yeux céruléens (couleur bleuâtre), une grosse tête, le ventre proéminent, les jambes courtes et des petites dents.

CALCAREA PHOSPHORICA (phosphate de calcium ou phosphate tricalcique)

Remède minéral à action limitée.

Symptômes psychiques :
- asthénie mentale et musculaire ; dépression psychique ;
- le sujet s'émeut facilement ;
- irritabilité pour motifs futiles ;
- a peur de l'obscurité et de l'orage ;
- a envie de changer : de lieux, de médecin.

Symptômes généraux :
- les enfants grandissent trop vite sans s'étoffer ;
- sommeil profond et réveil difficile le matin ;
- somnolence diurne, insomnie vespérale ;
- douleurs au moindre courant d'air ;
- menstruations très anticipées, abondantes, sombres, avec de fortes rachialgies dorsales et lombaires ;
- appétit capricieux ; désir d'aliments salés et fumés ; faim de loup vers 16 heures.

Symptômes locaux :
- migraine des écoliers ;
- caries très précoces ;
- toux sèche avec enrouement ; toussotements continus ;
- douleurs gastriques après avoir mangé ;
- diarrhée avec fèces verdâtres pendant la dentition ;
- diarrhée après ingestion de fruits ;
- flatulence exagérée, fétide.

Aggravation :
avec l'humidité, le froid, les courants d'air, à la fonte des neiges, après des efforts intellectuels, lorsque le sujet ressasse ses malheurs, ou lorsqu'on le console.

Amélioration :
en mangeant, en été, avec le climat chaud et sec.

Calcarea phosphorica agit :
sur le système nerveux central, les glandes lymphatiques, le sang, les os, les muqueuses.

Soigne :
la neurasthénie enfantine, le rachitisme, les troubles de la croissance et de la dentition, la « migraine des écoliers », les douleurs osseuses, les calculs hépatiques, la cholécystite, les névralgies rhumatismales, l'acné, la chute des cheveux, les sueurs nocturnes.

Est indiqué dans le cas de :
sujets maigres et bruns, longilignes ; chez les enfants adénoïdiens, rachitiques ; chez les adolescents qui grandissent trop vite ; pendant les années de la puberté.

CAUSTICUM (chaux + sulfate de magnésium)

Remède minéral à action générale. Latéralité droite.

Symptômes psychiques :
- esprit critique systématique ;
- humeur triste et mélancolique, peur des infortunes ;
- participation intense, excessive, aux malheurs d'autrui ;
- agitation et impatience quand vient le soir ;
- enfant qui pleure à la moindre contrariété.

Symptômes généraux :
- sensation d'écorchement, de durcissement et d'ankylose des articulations ;
- irritation ou douleurs dans différentes parties du corps ;
- envie de viande fumée et pimentée ;
- aversion contre les gâteaux, contre le sucre en général.

Symptômes locaux :
- paralysie locale ; paralysie provoquée par un coup de froid ;
- énurésie lorsque le sujet tousse ou éternue ;
- contraction des muscles et des tendons du bras ;
- contraction de la partie postérieure de la cuisse ;

– hémorroïdes, rhagades anales, avec douleurs taraudantes ;
– verrues aux extrémités des doigts.

Aggravation :
avec le temps sec et chaud, avec le froid sec, avec le café, le soir, entre 3 et 4 heures du matin, à la nouvelle lune (épilepsie), à cause des malheurs d'autrui.

Amélioration :
avec l'humidité du climat, la chaleur, avec une gorgée d'eau froide ; en se penchant.

Causticum agit :
sur le système nerveux central, les nerfs, les muqueuses, le canal gastro-intestinal, l'appareil locomoteur.

Soigne :
les maladies du système nerveux, de l'appareil digestif et urinaire, et de la peau ; paralysie locale, dyspepsie acide, constipation, incontinence, hypertrophie de la prostate, goutte, rhumatismes ankylosants, éruptions.

Est indiqué dans le cas de :
sujets nerveux, bruns, qui réagissent peu aux maladies.

CHAMOMILLA (matricaire)

Remède végétal à action générale. Latéralité gauche.

Symptômes psychiques :
– hypersensibilité poussée au plus haut degré ; le sujet exagère la douleur ;
– enfant capricieux criant sans arrêt et ne se calmant qu'au moment où on le prend dans ses bras ;
– femmes capricieuses se lamentant sur tout ;
– adultes irritables, lunatiques, colériques, hargneux.

Symptômes généraux :
– douleur caractéristique, agitation entrecoupée de phases de torpeur ;
– insensibilité aux analgésiques, aux antinévralgiques ;
– problèmes dérivant de l'abus de café, d'excitants et de narcotiques ;
– extrême sensibilité au froid ;
– soif inextinguible d'eau froide ;
– menstrues prématurées et abondantes.

Symptômes locaux :
– chez l'enfant : mal de dents, diarrhée (une joue est rouge et l'autre pâle) ;
– crampes gastriques, aérophagie ; diarrhée nocturne sentant l'œuf pourri ;
– toux d'irritation pendant le sommeil, sans que le sujet se réveille.

Aggravation :
provoquée par la colère, l'abus de café, les excitants; par la chaleur ou le vent froid; par la dentition. La douleur s'aggrave avec la chaleur, tout en n'étant pas améliorée par le froid.

Amélioration :
avec le temps chaud et humide, en transpirant; après les boissons froides (mal de dents).

Chamomilla agit :
sur le système nerveux central, le système nerveux végétatif, les nerfs, les bronches, le tube digestif, l'utérus, le système locomoteur.

Soigne :
les douleurs intolérables (otite moyenne avec oreille qui coule; mal de dents, inflammation du nerf trijumeau, coliques, traumatismes, rhumatismes); états fébriles chez l'enfant. Dysménorrhée, ménorragie et métrorragie d'avortement; fausse couche imminente. Rhumatismes des ligaments et des tendons.

Est indiqué dans le cas de :
principalement chez les enfants irritables et insupportables (odontalgie, catarrhe, coliques), chez des sujets hypersympathicotoniques, capricieux, hargneux, impossibles à contenter.

CHINA OFFICINALIS

Remède végétal à action générale.

Symptômes psychiques :
- lenteur d'esprit le matin au réveil;
- asthénie générale avec éréthisme nerveux;
- peur des animaux.

Symptômes généraux :
- état d'épuisement provoqué par la perte de liquides vitaux (sueur, hémorragie, diarrhée, suppuration, excès sexuels);
- séquelles de perte de liquides vitaux: manque d'appétit, amaigrissement, renvoi d'aliments non digérés;
- névralgies chroniques avec crises tous les 2-3 jours;
- sensibilité aux courants d'air, spécialement au cuir chevelu.

Symptômes locaux :
- céphalées occipitales, temporaires, avec vision de couleur bleue et sons de cloches;

– météorisme abdominal total; diarrhée indolore avec de nombreux gaz; excréments jaunâtres, abondants.

Aggravation :
par le contact, les courants d'air, les fruits et les acides, après les repas, à la suite de perte de fluides organiques, avec la transpiration.

Amélioration :
avec la chaleur, avec une forte pression.

China officinalis agit :
sur le système nerveux végétatif, les nerfs périphériques, le sang, la rate, le cœur, l'estomac, le foie et l'utérus.

Soigne :
les infirmités découlant de la perte de liquides vitaux, soutient la convalescence de graves maladies infectieuses, l'anémie, les maux de tête liés à l'anémie, les vertiges anémiques.

Est indiqué dans le cas de :
sujets auparavant robustes, puis affaiblis, qui réagissent peu; les anémiques et les dépressifs.

COFFEA CRUDA (café)

Remède végétal à action générale.

Symptômes psychiques :
– excitation psychique et physique insolite ;
– afflux continuel d'idées nouvelles ;
– mémoire très active, le soir, jusqu'à minuit ;
– peur de la mort car le sujet craint la douleur ;
– humeur très variable (du rire aux pleurs).

Symptômes généraux :
– maladies après bonnes nouvelles ;
– insomnie provoquée par l'afflux de pensées désagréables ;
– lorsque le sujet se réveille, la nuit, il recommence aussitôt à penser.

Symptômes locaux :
– maux de tête au moindre bruit, avec la musique, à cause d'une joie ;
– perturbations du rythme cardiaque ;
– hyperthyroïdisme des buveurs de café ;
– polyurie nerveuse.

Aggravation :
avec le froid, le bruit, les odeurs, la nuit.

Amélioration :
avec la chaleur, en étant couché.

Coffea cruda agit :
sur le système nerveux central, sur les centres vasomoteurs, sur le cœur, sur les reins.

Soigne :
les insomnies, les convulsions, l'évanouissement émotif, les maux de tête nerveux, les névroses cardiaques.

Est indiqué dans le cas de :
sujets qui réagissent énergiquement, hyperthyroïdiens, sveltes, bruns, actifs et rapides.

FERRUM METALLICUM (fer)

Remède minéral à action générale.

Symptômes psychiques :
- dépression mentale avec crises d'anxiété et de colère ;
- découragement comme si le sujet avait commis un délit ;
- hyperacousie (augmentation anormale de l'acuité auditive), individu frileux ;
- grande sensibilité du cuir chevelu.

Symptômes généraux :
- anémie avec vertiges, fièvre asthénique, nervosité, céphalée congestive, visage rouge et pieds froids ;
- troubles comme après une déperdition des fluides de l'organisme ;
- tendance hémorragique, faux aspect d'individu pléthorique ;
- envie de pain et de beurre ;
- aversion pour les boissons ;
- sensation d'avoir l'estomac plein même après un repas léger.

Symptômes locaux :
- céphalées continuelles, constantes, de longue durée ;
- le sujet vomit s'il mange des œufs, à partir de minuit ;
- diarrhée indolore mais épuisante ; pendant que le sujet mange ;
- douleurs au dos s'améliorant en marchant doucement ;
- règles en avance, abondantes et accablantes.

Aggravation :
avec le repos, avec le froid, pendant la nuit.

Amélioration :
en marchant lentement.

Ferrum metallicum agit :
sur le sang, sur les vaisseaux, les tissus fibreux musculaires et articulaires, le tube digestif, les ovaires.

Soigne :
l'anémie, la migraine, la pneumonie, la dépression cardio-vasculaire, les crises de lipothymie, les troubles rhumatismaux et musculaires, la périarthrite scapulo-humérale, l'énurésie.

Est indiqué dans le cas de :
sujets pâles, avec les yeux rouges, le visage en feu au moindre mouvement, frileux ; peau couleur de cire.

GELSEMIUM SEMPERVIRENS (jasmin sauvage de Virginie)

Remède végétal à action générale.

Symptômes psychiques :
- trac et émotivité : le sujet a peur de comparaître en public ;
- peur de la mort, des gens, des grands espaces ;
- blocage mental lors des examens ;
- sujet lent, somnolent ;
- il désire rester seul et avoir la paix.

Particularités :
- lorsque le sujet ne bouge pas, il a l'impression que son cœur s'arrête de battre.

Symptômes généraux :
- prostration de tout le système musculaire et nerveux ;
- hypotonie de toute la musculature ; impression de fatigue générale et envie irrésistible d'aller se coucher ;
- tremblement de tout le corps ;
- lorsque le sujet marche, ses jambes sont agitées de tremblements ;
- menstruations difficiles et douloureuses ;
- absence de soif lors des états fébriles.

Symptômes locaux :
- céphalée congestive qui s'améliore avec une miction abondante ;
- diarrhée, défécation involontaire, frissons lors d'anxiété d'anticipation, ou après une peur ou une frayeur.

Aggravation :
à la suite de mauvaises surprises, avec la peur ; avec le chaud, les changements de temps, entre 16 et 18 heures (dans les maladies aiguës, avec la fièvre), avec le tabac.

Amélioration :
après une émission abondante d'urine, la transpiration, l'air frais, les mouvements lents.

Gelsemium sempervirens agit :
sur le système nerveux central, les nerfs, les muscles oculaires, le cœur, les organes génitaux féminins, le tube digestif.

Soigne :
les frayeurs, l'hystérie, les tremblements, la ptôse et la paralysie ; les yeux, la langue, la gorge et l'œsophage ; l'insomnie, la diarrhée nerveuse, la constipation.

Est indiqué dans le cas de :
enfants et adolescents très irascibles qui ont l'air d'être un peu stupides ; insomnie, nervosité, dentition ; réactivité peu énergique.

GRAPHITES (mine de plomb)

Remède minéral à action générale. Latéralité gauche.

Symptômes psychiques :
- le sujet est excessivement prudent, très indécis, incapable de prendre une décision ;
- il est très sensible à la musique qui le fait pleurer.

Particularités :
- sensation de blanc d'œuf, ou de toile d'araignée, sur le visage.

Symptômes généraux :
- tendance à l'obésité, métabolisme ralenti ;
- peau sèche sans transpiration ;
- le sujet a horreur du sucre, de la viande, du poisson et des aliments chauds ;

- leucorrhée abondante, à jet, âcre, excoriante, blanche, avant les menstruations ;
- érections impossibles, désir sexuel normal ;
- rêves anxieux, de malheur, de misère, d'accidents.

Symptômes locaux :
- cystite, éruptions humides gélatineuses sur la tête ;
- éruptions herpétiques, prurigineuses, humides ;
- constipation chronique atonique, avec gros excréments muqueux ;
- fèces sombres, fluides, ou sèches entourées de mucus ;
- cicatrices avec chéloïdes, scléro-hypertrophiques ;
- ongles épais, déformés, exfoliés, ulcérés.

Aggravation :
avec le froid, la chaleur du lit, l'inactivité, les règles.

Amélioration :
en mangeant.

Graphites agit :
sur la peau, les orifices cutanéo-muqueux, l'œil externe, les cheveux, les ongles et le rectum.

Soigne :
l'hypothyroïdisme, l'obésité, l'alopécie, la séborrhée, l'eczéma, la psoriasis, la constipation chronique, les cicatrices, les chéloïdes.

Est indiqué dans le cas de :
sujets obèses ; pâles et anémiques ; chez les femmes hypo-thyréo-ovariennes, indécises, indolentes ; avec des mains rêches et calleuses ; chéloïdes et verrues.

HEPAR SULFURIS (ou calcio polysulfur [calcium carbonique + soufre] créé par Hahnemann)

Remède minéral à action générale.

Symptômes psychiques :
- hypersensibilité psychique et physique à la douleur ;
- extrême irascibilité ; le sujet est terriblement agressif ; humeur déplorable ; idées de violence et de destruction.

Symptômes généraux :
- hyperesthésie algique de contact et à l'air froid ;
- le sujet ne supporte pas le moindre courant d'air froid ;
- transpiration permanente, de jour comme de nuit ;

- excrétions purulentes, sécrétions avec un sang épais, puant le vieux fromage acide ;
- tendance à la suppuration ;
- le sujet a envie d'aliments acides et épicés ;
- il déteste le gras.

Symptômes locaux :
- peau avec éruptions humides, à sécrétion, croûteuses, malsaines, avec des plaies superficielles et des pustules ;
- catarrhes chroniques des voies respiratoires, avec expectorations difficiles de mucus purulent ;
- toux sèche, rauque ; toux croupale, asphyxiante, suffocante ;
- abcès, bubons, adénopathie, suppurations inguinales.

Aggravation :
avec le sec, le froid, les courants d'air, l'hiver, en mangeant et en buvant du froid, avec le contact, couché sur la partie malade.

Amélioration :
avec la chaleur, en s'enveloppant dans des vêtements chauds, après les repas.

Hepar sulfuris agit :
sur le système nerveux central, la peau, les muqueuses, les glandes, les voies respiratoires supérieures, le tube digestif.

Soigne :
les abcès aux amygdales, la varicelle, les empyèmes, les bronchites, les laryngo-pharyngites, les otites, la conjonctivite, l'hypertrophie de la prostate, la pyodermite, la furonculose, l'acné, la chute des cheveux, les séquelles de maladies soignées avec des remèdes allopathiques.

Est indiqué dans le cas de :
sujets hypotoniques et hypotrophiques, lymphatiques, hypothyroïdiens, hypersensibles au froid, irritables et violents qui ont tendance à suppurer.

IGNATIA AMARA (fève de St Ignare ou Iamara)

Remède végétal à action générale.

Symptômes psychiques :
- tension mentale et émotionnelle ; effets négatifs d'une peine, choc, dégoût ;
- extrême variabilité de l'humeur et des symptômes ;
- angoisse et hyperémotivité : le sujet rumine des pensées tristes, les combats familiaux, ses déceptions amoureuses et ses contrariétés.

Symptômes généraux :
- sensation d'avoir une « boule œsophagienne » (un corps étranger qui remonte de l'estomac et reste bloqué dans la gorge) ;
- alternance de bâillements et de longs soupirs ;
- réactions paradoxales : le sujet dort mieux au milieu du bruit ; il digère les repas les plus pesants, mais pas les plats de régime ;
- blocage des règles suite à des reproches ;
- inspiration prolongée, comme lors d'une suffocation.

Symptômes locaux :
- migraine térébrante (comme une pointe enfoncée) ; s'améliore avec une diurèse profuse.

Aggravation :
avec les douleurs, les contrariétés, la consolation, les odeurs fortes (café, tabac), avec les friandises.

Amélioration :
avec la distraction, en mangeant, avec une forte pression, avec la chaleur, en changeant de position, en se couchant sur le côté malade.

Ignatia amara agit :
sur le système nerveux central, le système nerveux végétatif, le tube digestif, les organes génitaux féminins, les bronches.

Soigne :
l'hystérie, l'intolérance, la boule œsophagienne, le spasme du larynx, la dyspnée, les tremblements, la dyspepsie, la dysphagie, l'ulcère, les douleurs gastriques d'origine nerveuse, l'ictère, le spasme vésical, la dysménorrhée, la leucorrhée, la métrorragie, le prostatorrhée, la balanite, le prolapsus anal, les hémorroïdes, la malaria, les fièvres de type malaria, les attaques de type épileptiques.

Est indiqué dans le cas de :
sujets impatients, hypersensibles, combatifs ; qui réagissent fortement aux frayeurs ; avec une bonne réactivité à la maladie.

IODIUM (iode)

Remède minéral à action générale.

Symptômes psychiques :
- sujet insupportable, rageur, colérique ;
- en perpétuelle agitation ; qui a besoin de bouger ;
- a peur des accidents, d'événements désagréables.

Symptômes généraux :
- tremblements, amaigrissement, malgré une faim de loup ;
- le sujet a envie d'alcool et de viande ;
- il transpire au moindre effort.

Symptômes locaux :
- yeux brillants ; protusion du globe oculaire ;
- dents jaunes ; mauvaise haleine avec sialorrhée (salivation exagérée) ;
- goître ; palpitations, tachycardie ;
- enrouement avec douleur au larynx ;
- respiration rappelant le bruit de la scie ;
- écoulement nasal filant, clair, brûlant ;
- expectoration salée ou douce, fétide ;
- diarrhée blanchâtre, écumeuse, grasse ;
- fèces lientériques ; constipation avec stimulations à vide ;
- leucorrhée chronique, irritante ;
- seins flasques ; nœuds durs sur seins atrophiés ;
- éruptions papuleuses, pustuleuses, couperose ;
- incontinence urinaire des gens âgés ;
- sécheresse vaginale ; douleurs au niveau de l'ovaire droit ;
- saignements utérins pendant la défécation ;
- excrétions très irritantes, corrosives ;
- douleurs osseuses pendant la nuit.

Aggravation :
avec la chaleur, avec la chaleur humide, après un effort physique, en montant les marches.

Amélioration :
à l'air froid, dans les locaux froids, en se promenant ; en se lavant à l'eau froide, en mangeant.

Iodium agit :
sur le système nerveux central, sur le système nerveux végétatif, sur la thyroïde, sur les autres tissus glandulaires, sur les voies respiratoires, sur le tube digestif, sur les yeux, les os, les articulations, les gonades.

Soigne :
l'artériosclérose, les tremblements, la boulimie, le goitre, l'hypertrophie glandulaire avec durcissement, le coryza, le rhume des foins, la bronchite, la pancréatite, la métrite, l'ovarite, les furoncles, l'acné, la dermatite pustuleuse, l'érythème noueux.

Est indiqué dans le cas de :
sujets boulimiques qui perdent du poids, agités, anxieux, qui ne supportent pas la chaleur.

IPECA (ipecacuanha)

Remède végétal à action limitée.

Symptômes psychiques :
- tristesse, mauvaise humeur, dégoût de tout ;
- le sujet ne sait pas ce qu'il veut, tout en désirant quelque chose.

Symptômes généraux :
- chute de la pression artérielle, dégoût de tout ;
- sensation de contusion, d'os brisés ;
- transpiration jaunâtre, acide ;
- absence de soif dans les affections aiguës ;
- aversion pour les aliments ;
- douleurs qui se propagent de la droite vers la gauche ;
- règles prématurées, assez abondantes, rouge vif.

Symptômes locaux :
- bronchite avec la toux, nausée, dyspnée ;
- très forte nausée, avec la langue propre, humide ;
- nausée et vomissements incoercibles ; salivation abondante ;
- la nausée ne s'améliore pas avec les vomissements ;
- diarrhée vert clair, fèces fermentées, dysentériques ou sanguinolentes ;
- hémorragies de sang rouge vif coulant à flot.

Aggravation :
en hiver, avec le temps sec, le vent chaud et humide, la viande.

Amélioration :
avec la pression.

Ipeca agit :
sur le nerf vague, sur le prolongement de la moelle épinière, sur les voies respiratoires et les organes digestifs.

Soigne :
la nausée, les vomissements, les hémorragies actives du nez, les poumons, l'estomac et l'utérus, la coqueluche, l'asthme bronchial, l'emphysème, la fièvre des foins, les inflammations pulmonaires du nouveau-né, la diarrhée de dentition.

Est indiqué dans le cas de :
infirmités des enfants et des femmes ; sujets tristes, pâles, avec des yeux cerclés de noir, à réactivité limitée.

KALIUM BICHROMICUM (bichromate de potassium)

Remède minéral à action limitée.

Particularités :
- sensation d'avoir un cheveu au fond de la gorge.

Symptômes généraux :
- excrétions de mucus dur, visqueux, verdâtre, filamenteux ;
- points douloureux isolés, limités ;
- sueur perlant même en étant assis.

Symptômes locaux :
- maux de tête quotidiens, toujours à la même heure ;
- éruptions excoriantes des oreilles ;
- aphtes à fond jaunâtre avec pus adhérent ;
- expectoration filante, adhérente ;
- leucorrhée irritante, jaunâtre, visqueuse.

Aggravation :
entre 2 et 3 heures du matin, avec le froid, en hiver, le matin, en se réveillant, avec la bière, périodiquement.

Amélioration :
avec la chaleur, en été.

Kalium bichromicum agit :
sur le nez, les sinus frontaux, les membranes muqueuses, la muqueuse buccale, les amygdales, le larynx, le pharynx, le tissu fibreux et le périoste, la peau.

Soigne :
les rhinites aiguës et chroniques, les sinusites frontales et maxillaires, les angines ulcéreuses, l'asthme, la bronchite, la dyspepsie, l'ulcère peptique, la diarrhée muqueuse, les douleurs rhumatismales au niveau des membres, la leucorrhée verdâtre, la métrite, le prurit vulvaire.

Est indiqué dans le cas de :
sujets gras, apathiques, peu actifs, frileux, blonds ; prédisposés à des affections des muqueuses respiratoires, gastro-intestinales et vaginales.

KALIUM CARBONICUM (carbonate de potassium ou sel de tartre)

Remède minéral à action générale. Latéralité gauche.

Symptômes psychiques :
- le sujet a peur de l'avenir, de la mort, des fantômes ;
- il crie pour rien et gémit vers 3 heures du matin ;
- il parle et susurre pendant son sommeil.

Particularités :
- sensation d'avoir une arête de poisson ou une épingle dans la gorge ; d'avoir un estomac plein d'eau.

Symptômes généraux :
- l'anxiété se matérialise en angoisse gastrique ;
- transpiration abondante même s'il fait froid ;
- sueurs exténuantes pendant la nuit ;
- gonflement entre les paupières supérieures et les sourcils ;
- envie de gâteaux et d'aliments acides ;
- aversion pour le pain noir, pour la viande ;
- le sujet rêve de voleurs, de diables, de maladies et de morts.

Symptômes locaux :
- œdème des paupières supérieures, visage gonflé ;
- coryza chronique, expectoration collante ;
- crises asthmatiques entre 2 et 4 heures ; s'améliorent lorsque le sujet est assis, courbé vers l'avant, ou se balance d'avant en arrière ;
- douleurs comme des piqûres dans le poumon de droite ;
- arythmie cardiaque, tachycardie paroxystique ;
- douleurs à 3 heures du matin : dorsales, lombaires irradiées dans les cuisses, fulgurantes ; elles obligent le sujet à se lever et à marcher.

Aggravation :
entre 2 et 4 heures du matin, avec le froid, l'humidité, l'hiver, couché sur le côté douloureux.

Amélioration :
avec la chaleur, à l'air libre, si le sujet est assis et s'il se penche en avant (maladies respiratoires).

Kalium carbonicum agit :
sur le système nerveux central, sur le nerf vague, le cœur, la circulation, les voies surrénales.

Soigne :
l'épuisement après des infections, les catarrhes chroniques, la pleurite, la dyspepsie chez les vieillards, la dyspepsie acide, la flatulence ; l'aménorrhée, la cystite chronique, le lumbago, la coxalgie, les cheveux secs, les cauchemars nocturnes, la stomatite, la gingivite, l'acné.

Est indiqué dans le cas de :
sujets bruns, pâles, anémiques, peureux, avec œdème de la paupière supérieure, une frilosité accentuée aux extrémités.

KALIUM PHOSPHORICUM (phosphate de potassium)

Remède minéral à action limitée.

Symptômes psychiques :
- dépression intellectuelle, manque de mémoire ;
- le sujet se préoccupe sans motif ; agoraphobie.

Symptômes généraux :
- sécrétion, exsudats jaunâtres, fétides ;
- faiblesse musculaire générale, sexuelle ;
- sensation de froid et de vide dans l'estomac.

Symptômes locaux :
- langue avec enduit jaune, comme de la moutarde liquide ;
- céphalée occipitale récidivante, quotidienne ;
- diarrhée nerveuse, émotive, assez fréquente ;
- diarrhée putride, jaune-orange, vers 5-6 heures du matin.

Aggravation :
le matin, avec le froid, après les rapports sexuels, après une excitation nerveuse, après des efforts psychiques.

Amélioration :
en mangeant, avec le mouvement modéré.

Kalium phosphoricum agit :
sur le système nerveux central, les muscles, les nerfs gastro-intestinaux. C'est un reconstituant nerveux universel qui tonifie les nerfs et les muscles. Il peut être utilisé dans n'importe quel type d'épuisement.

Soigne :
la neurasthénie, l'hystérie, l'hypocondrie, l'épuisement après les maladies infectieuses, la faiblesse psychique et musculaire, les dépressions, l'insomnie nerveuse, l'agoraphobie, les psychoses, les migraines des étudiants, le catarrhe nerveux gastrique et intestinal, l'impuissance.

Est indiqué dans le cas de :
sujets anémiques, pâles, émotifs, hypersensibles, épuisés, névrosés ; chez les enfants asthéniques au développement physique trop rapide.

LACHESIS MUTUS (venin du serpent trigonocéphale)

Remède animal à action générale. Latéralité gauche ou se déplaçant de gauche à droite. Périodicité : tous les 15 jours.

Symptômes psychiques :
- confusion mentale le matin, lorsque le sujet se réveille ;
- excitabilité mentale, le soir ;
- perceptions hallucinatoires d'idoles, d'images, de phantasmes, de voler, d'être quelqu'un d'autre ;
- jalousie pathologique ;
- logorrhée, passe du coq à l'âne, parle avec précipitation ;
- le sujet se sent comme s'il avait deux volontés ;
- obsessions de luttes, de mort, de funérailles ;
- le sujet fantasme jusqu'à avoir des hallucinations.

Particularités :
- sensation d'une balle qui se promène dans la vessie ;
- d'un corps étranger dans la gorge.

Symptômes généraux :
- troubles de la ménopause, suées et bouffées de chaleur ;
- le sujet ne supporte pas d'être serré autour du cou, les cravates ;
- désir irrésistible d'alcool.

Symptômes locaux :
- dents sensibles au chaud, au froid, à la douleur ;
- dyspnée qui s'améliore lorsque le sujet est assis et penché en avant ;
- diarrhée après le sommeil, avant les règles ;
- excréments qui puent la décomposition cadavérique ;
- constipation avec stagnation dans le rectum ;
- hémorroïdes bleuâtres, étranglées.

Aggravation :
au printemps et en automne, avant les règles, à cause de la chaleur, des boissons chaudes, d'un contact même léger, avec le sommeil et après avoir dormi.

Amélioration :
avec les règles, à l'air libre, le soir, la nuit.

Lachesis mutus agit :
sur le système nerveux central, sur le système nerveux végétatif, le cœur, l'appareil respiratoire, le sang, les vaisseaux, les capillaires, la thyroïde, les ovaires et la peau. Durant la ménopause. Dans tous les cas d'intoxication générale de l'organisme.

Soigne :
la logorrhée, les processus septiques, la diathèse hémorragique, le climatère, les céphalées congestives, la pneumonie de gauche, l'alcoolisme, l'intoxication, la couperose des éthyliques, l'épilepsie, les allergies.

Est indiqué dans le cas de :
sujets nerveux et très loquaces.

LUESINUM ou SYPHILIMUM (nosode préparé à partir de la sérosité du Tréponème pâle, agent de la syphilis)

Remède à action générale, miasmatique.

Symptômes psychiques :
- anxiété névrotique, obsessions, phobie des microbes et de la contagion (le sujet se lave continuellement les mains) ;
- désespère de guérir ; a peur de la mort et de la folie ;
- parésie intellectuelle en mathématique et en langues ;
- perte de la mémoire, incapacité de se concentrer.

Symptômes généraux :
- sécrétions fétides, verdâtres ;
- salivation excessive qui empire la nuit, pendant le sommeil ;
- douleurs nocturnes persistantes, profondes et linéaires, au niveau des nerfs et des articulations osseuses ;
- insomnie entre minuit et 6 heures du matin ; prostration matinale ;
- hypertrophie et durcissement des ganglions lymphatiques ;
- désir violent d'alcool, aversion pour la viande.

Symptômes locaux :
- hypertrophie des amygdales, ulcération des cordes vocales ;
- toux nocturne, sèche et violente ; asthme en été ;
- percussion douloureuse des os ;
- leucorrhée abondante, acide et jaunâtre ;
- ptôse de la paupière, paralysie des muscles oculaires.

Aggravation :
la nuit, avec la chaleur humide, l'ouragan, au bord de la mer, pendant l'hiver.

Amélioration :
en montagne, avec le mouvement lent, en se promenant, pendant la journée.

Luesinum agit :
sur le système neuropsychique et sur l'appareil locomoteur.

Soigne :
la sclérose cérébrale et artérielle, la dilatation veineuse, la syphilis, l'appareil hémo-cardio-vasculaire, l'insomnie totale, les ulcérations, les névralgies, l'arthralgie nocturne, l'asthme, la sialorrhée, la céphalée avec sentiment de poids, tenace, chronique, tendance à la toxicomanie.

Est indiqué dans le cas de :
sujets dysmorphiques, caractériels, qui se sentent mal la nuit, avec une forte tendance aux ulcérations et aux suppurations.

LYCOPODIUM CLAVATUM (lycopode, ou pied-de-loup, ou soufre végétal, ou mousse terrestre)

Remède végétal à action générale. Latéralité droite.

Symptômes psychiques :
- le sujet est exigeant, autoritaire, colérique, avare, pusillanime, vindicatif ;
- évolué intellectuellement, mais faible physiquement ;
- a peur des gens, de la solitude ;
- autodépréciation, susceptibilité ;
- rit dans son sommeil ; pleure à chaudes larmes lors de reproches.

Particularités :
- battement des ailes du nez ;
- un pied est froid, l'autre chaud ;
- tension à la clavicule ; bouillonnement abdominal ;
- frisson au rectum avant la défécation.

Symptômes généraux :
- douleurs de pression, taraudantes ; elles se localisent à droite ; elles s'aggravent entre 16 et 20 heures ; faim nocturne, au point de se réveiller ; faim vorace, mais qui se calme rapidement ;
- le sujet ne voit que la moitié des objets ;
- pouls rapide, non contrôlable, après les repas ;
- impuissance, chez les jeunes, en raison de l'onanisme ; chez les vieillards, désir très fort, mais érection incomplète ;
- sécheresse vaginale, brûlures internes, pendant et après le rapport sexuel.

Symptômes locaux :
- vomissement acétonémique infantile ;
- reflux brûlant dans l'œsophage, éructations amères ;

- météorisme sous le nombril en fin d'après-midi ;
- constipation depuis la puberté, si le sujet voyage ;
- sable rouge dans les urines.

Aggravation :
entre 16 et 20 heures, couché sur le côté droit, après avoir dormi, avec les boissons froides.

Amélioration :
avec les boissons et les aliments chauds, à tête découverte, en déboutonnant les vêtements, à l'air libre, après minuit, le matin.

Lycopodium clavatum agit :
sur le foie, sur le système nerveux central, sur les amygdales, sur le larynx, le pharynx, le tube digestif.

Soigne :
la gastrite, les inflammations hépatiques chroniques, les calculs biliaires et rénaux, la constipation, le météorisme, la stase de la veine porte, l'impuissance chez le jeune, l'éjaculation précoce, l'arthrite, les rhumatismes, la diathèse uricémique, la pollakiurie nocturne.

Est indiqué dans le cas de :
sujets maigres, bruns, peu sûrs d'eux, avec une pathologie hépatique sous-jacente.

MEDORRHINUM (nosode préparé avec du pus gonococcique)

A action générale, miasmatique.

Symptômes psychiques :
- le sujet est toujours débordé, le temps lui manque sans cesse ;
- tressaille au moindre bruit, angoissé ;
- complexe de culpabilité très marqué ;
- peur de la mort, de l'obscurité, de devenir fou ;
- il est très agité pendant la nuit, tout en dormant.

Particularités :
- seins froids comme la glace.

Symptômes généraux :
- dort en position de fœtus ;
- agitation des jambes et des pieds ;

– désir de boissons alcooliques, de sel ;
– faim dévorante même après avoir mangé.

Symptômes locaux :
– transsudation anale chronique avec odeur saumâtre ;
– leucorrhée muco-purulente qui sent la saumure ;
– dyspnée laryngée et asthme ; amélioration au bord de la mer.

Aggravation :
diurne ; en pensant aux propres malheurs, avec un temps sec et froid, lors d'une tempête ; avec les gâteaux.

Amélioration :
en position de fœtus, au bord de la mer, avec l'humidité, avec la friction.

Medorrhinum agit :
sur le système nerveux central, le psychisme, l'appareil uro-génital, locomoteur et respiratoire.

Soigne :
les suites d'une gonorrhée mal traitée, l'asthme des enfants, l'insomnie, les rhumatismes infectieux, l'éréthisme sexuel, la leucorrhée, l'ovarite, l'annexite, la stérilité d'origine infectieuse, l'urétrite, la prostatite, les kystes, les tumeurs, l'érythème fessier du nouveau-né, l'asthme infantile héréditaire.

Est indiqué dans le cas de :
sujets atteints de blennorragie depuis longtemps, de constitution hydrogénoïde (tendance à la rétention d'eau et aux œdèmes, visage pâle jaunâtre), dormant généralement sur le ventre, avec le postérieur en l'air et la tête enfoncée dans l'oreiller, à la manière des nourrissons.

MERCURIUS SOLUBILIS (mercure blanc ou mercurius vivus)

Remède minéral à action générale.

Symptômes psychiques :
– phobies, impulsions à tuer ou à se tuer ;
– agitation et impatience vers 20 heures ;
– sensibilité à l'air froid ;
– l'enfant est turbulent et touche à tout ; il a des trous de mémoire, et ne comprend rien aux mathématiques.

Symptômes généraux :
– faiblesse et tremblements qui s'accentuent avec l'effort ;
– fièvre, soif intense, forte salivation ;

- tendance à la suppuration ;
- tremblement, ralentissement de la motilité, paralysie ;
- douleurs ganglionnaires : brûlures, douleurs pulsatives externes ;
- sueurs nocturnes malodorantes jaunâtres, huileuses ;
- nausée et langueur lorsque le sujet transpire ;
- excrétions corrosives et suppurantes.

Symptômes locaux :
- haleine fétide, goût métallique dans la bouche, sialorrhée ;
- douleurs dentaires, de pression, sensation de poids ;
- éruptions croûteuses et écailleuses sur le visage ; tissu cutané jaunâtre, prurigineux, sanguinolent ;
- diarrhée vert sombre, bilieuse ; jaunâtre ;
- fèces rouges ou comme des œufs brouillés, ou purulentes ;
- écoulement urétral verdâtre ; mictions fréquentes.

Aggravation :
avec le froid humide et le chaud, à chaque changement de temps, après 18 heures, la nuit, avec la chaleur du lit, couché sur le côté droit, après la défécation, en automne, en transpirant.

Amélioration :
avec la sécheresse, la température modérée, le repos.

Mercurius solubilis agit :
sur le système nerveux central, les nerfs, les glandes, les os, les muqueuses, le rectum, la peau, le tissu conjonctif, les dents, le foie, les reins, les yeux.

Soigne :
l'adénopathie, les inflammations et sécrétions muco-purulentes, les oreilles, le nez et la bouche ; les muqueuses du tube digestif ; la cholécystite, la cirrhose, les coliques hépatiques, le syndrome dysentérique ; les coliques urinaires, l'énurésie infantile ; la périostite, les caries osseuses, la pulpite et la parodontite.

Est indiqué dans le cas de :
sujets émanant une haleine fétide, avec une salivation abondante, sueur profuse, langue chargée « gardant l'empreinte des dents », aggravation nocturne.

NATRUM MURIATICUM (chlorure de sodium ou sel marin)

Remède minéral à action générale.

Symptômes psychiques :
- dépression profonde après des chagrins ;
- tendance à la solitude, mélancolie, rancœur ;
- anxiété et peur de l'orage ;
- indifférence aux plaisirs de la vie ; le sujet rumine des choses désagréables.

Particularités :
- décharges soudaines au cœur ;
- sensation d'avoir un cheveu sur la langue.

Symptômes généraux :
- sensation de forte asthénie avec frissons de froid ;
- le sujet maigrit tout en mangeant beaucoup ;
- bouche sèche avec soif insatiable d'eau froide ;
- désir de sel et de poisson qui peut se changer en aversion ;
- aversion pour les aliments gras, pour le pain noir ;
- langue en carte de géographie ;
- insomnie dues à des chagrins ; le sujet rêve de voleurs, de brigands, de choses qui font peur.

Symptômes locaux :
- vertiges périodiques ; le sujet tend à tomber sur la gauche ;
- céphalée à 10 heures et entre 10 et 15 heures ;
- éruptions croûteuses sur le cuir chevelu, prurigineuse autour des sourcils ; herpès labial ;
- aphtes, plaies douloureuses, gencives endolories ;
- douleurs déchirantes au rectum pendant la défécation ;
- douleurs au niveau des lombaires s'améliorant sur un lit dur ;
- rhinorrhée aiguë, aqueuse, abondante, avec éternuements.

Aggravation :
avec la consolation, la chaleur, le soleil ; entre 10 et 11 heures ; dans une chambre chaude, au bord de la mer, couché, avec la pleine lune.

Amélioration :
à l'extérieur, en se lavant avec de l'eau froide, couché sur le côté droit, ou sur le côté douloureux.

Natrum muriaticum agit :
sur le système nerveux central, le système nerveux végétatif, le tube digestif, le foie, la vessie, l'utérus ; les muqueuses, la peau.

Soigne :
l'anémie, la déminéralisation, l'amaigrissement, l'asthme bronchique ; les céphalées nerveuses, anémiques, digestives, menstruelles ; la cardiopathie, la

faiblesse sexuelle, la diarrhée chronique, la dyspepsie atonique, acide ; l'herpès, l'eczéma, la fièvre intermittente, l'hypotension, l'urticaire, le psoriasis, la rachialgie, les rhumatismes, la constipation, les tics nerveux, la tuberculose pulmonaire.

Est indiqué dans le cas de :
sujets pâles, qui paraissent épuisés, facilement irritables, pessimistes et dépressifs.

NATRUM SULFURICUM (sulfate de sodium)

Remède minéral à action limitée. Latéralité gauche.

Symptômes psychiques :
- tremblement interne avec sensation de faiblesse ;
- dégradation psychique due à un alcoolisme de longue date ;
- tendance au suicide ;
- le sujet est très rassuré après la défécation.

Symptômes généraux :
- sujet frileux et sensible au froid ;
- douleurs hépatiques après efforts mentaux ;
- syndrome hémorragique, sang noir se coagulant difficilement ;
- soif excessive de boissons alcooliques.

Symptômes locaux :
- céphalées et autres troubles après traumatisme crânien ;
- asthme lié aux changements de temps, lorsqu'il y a du brouillard ;
- aphtes, ulcérations buccales ;
- langue verdâtre ou gris foncé ; goût amer ;
- foie congestionné, gras et douloureux ;
- flatulence abdominale, coliques et diarrhée en jet ;
- vomissements bilieux ;
- troubles cutanés périodiques au printemps ;
- peau jaunâtre, terreuse, verrues.

Aggravation :
avec le temps humide, couché sur le côté gauche ; en mangeant des légumes verts.

Amélioration :
avec la chaleur sèche, la pression, en changeant de position.

Natrum sulfuricum agit :
sur le foie, la vésicule biliaire, l'appareil gastro-intestinal.

Soigne :
les troubles consécutifs à un traumatisme crânien, l'asthme catarrhal, la bronchorrhée épaisse, verdâtre, abondante ; les problèmes de foie et de vésicule biliaire, l'ictère, la diarrhée hépatogène, la diathèse urique, le diabète, la dyspnée infantile.

Est indiqué dans le cas de :
sujets corpulents, hydrogénoïdes (ne supportent pas l'humidité), avec des tissus infiltrés de cellulite, mélancoliques, atteints de désordres hépatiques chroniques.

NITRICUM ACIDUM (acide azotique)

Remède minéral à action générale. Latéralité gauche.

Symptômes psychiques :
- dépression anxieuse psychique et physique ;
- hyperesthésie, irritabilité, mysanthropie ;
- le sujet hait les personnes qui l'ont offensé ;
- craint pour sa santé, a peur de mourir.

Symptômes généraux :
- douleurs comme des aiguilles, impression d'échardes enfoncées sous la peau ;
- sécrétions fétides, plaies hémorragiques ;
- ulcérations et néoformations sur la peau et sur les orifices ;
- insomnie après 2 heures du matin ;
- désir d'aliments gras, d'anchois, de chaud, de choux ;
- douleurs brûlantes dans les organes génitaux féminins ;
- prurit après les règles, après une leucorrhée.

Symptômes locaux :
- langue propre, rouge, humide, avec sillon médian ;
- rhinorrhée excoriante, nocturne ;
- excoriations, verrues, aux lèvres ;
- salive nauséabonde ; ulcérations dans la bouche et sur la langue ;
- spasmes gastriques avec vomissement ; catarrhe intestinal ;
- douleurs rectales piquantes comme des dards, après la défécation ; constipation douloureuse ;
- hémorroïdes sanguinolentes ; prolapsus anal ;
- écoulement urétral de mucosités sanguinolentes ;
- urines fétides comme celle du cheval ;
- condylomes sanguinolents, fétides.

Aggravation :
au réveil, le soir, la nuit, avec le froid, lors de changements de temps, avec le bruit, pendant la transpiration, en se promenant.

Amélioration :
le sujet se sent mieux en voiture.

Nitricum acidum agit :
sur les muqueuses, les glandes, les os, l'estomac, le rectum et les reins.

Soigne :
la suppuration chronique, l'adénopathie, les aphtes, la stomatite, la gingivite, les condylomes, les hémorroïdes, la dysménorrhée, la dysenterie, l'épistaxis, l'hémorragie, l'hémoptysie, les fissures et fistules anales, l'herpès, la néphrite chronique, l'ostéomyélite, l'ulcère duodénal, les ulcérations de la cornée, du pharynx, du rectum, les ulcères variqueux.

Est indiqué dans le cas de :
sujets maigres, frileux, souffrant d'affections chroniques, prédisposés au coryza et à la diarrhée.

NUX VOMICA (noix vomique)

Remède végétal à action générale.

Symptômes psychiques :
- irritabilité, hypocondrie chez le sédentaire avec engorgements digestifs et congestion du système porte ;
- mauvaise humeur matinale, tristesse postprandiale ;
- le sujet est colérique et a des crises de folie, comme s'il était ivre.

Particularités :
- brusques décharges cardiaques.

Symptômes généraux :
- le sujet est très frileux, et craint les courants d'air ;
- il ne supporte pas la lumière, les odeurs fortes et le bruit ;
- pouls rapide, palpitations postprandiales ;
- aversion contre la viande et le pain ; désir d'aliments gras et excitants, d'alcool, de café et d'épices ;
- le sujet baille fréquemment, et est atteint de somnolence après les repas ;
- insomnie après efforts intellectuels ; le patient se réveille à 3 heures et a du mal à se rendormir ;
- rêves coléreux, de disputes, de maladies ; érotiques ; d'affaires ; anxieux.

Symptômes locaux :
- vertiges nocturnes, en se réveillant ;
- douleurs oculaires, éternuements au réveil ;
- gonflement ventral, le sujet doit déboutonner ses vêtements ;
- vomissement violent apportant une amélioration ;
- constipation avec besoins urgents, mais inefficaces ;
- vomissement chronique des femmes enceintes.

Aggravation :
avec la colère, au réveil, pendant les premières heures du matin, après des efforts intellectuels, après manger, après des stimulants ; avec le bruit, les odeurs, en étant palpé, avec le contact, le temps sec, le vent sec, le vent froid.

Amélioration :
vespérale, avec la chaleur, les boissons chaudes, le repos, après un court sommeil ; avec la pression forte.

Nux vomica agit :
sur le système nerveux central, le système nerveux végétatif, le psychisme, le foie, l'intestin, la vessie et l'utérus.

Soigne :
l'alcoolisme, l'anorexie, l'artériosclérose, l'asthme, la boulimie, la céphalée, la cholécystite, la cirrhose, la colique hépatique, la congestion hépatique, le coryza, la diarrhée, la dysménorrhée, la dyspepsie, la dysurie, les hémorroïdes, la gastrite aiguë et chronique, la gastroduodénite, le lumbago.

Est indiqué dans le cas de :
tempéraments fougueux, sanguins, colériques, hyperthyroïdiens, réagissant énergiquement contre la maladie, prédisposés à la constipation et aux hémorroïdes.

PHOSPHORUS (phosphore)

Remède minéral à action générale. Latéralité gauche.

Symptômes psychiques :
- hyperactivité mentale qui s'épuise très vite et se change en torpeur ;
- exaltation émotionnelle et sentimentale ; besoin d'amour ;
- grande sensibilité à l'odeur des fleurs et au chatouillement ;
- anxiété si le sujet est seul, au milieu de la tempête ; au crépuscule ; la nuit ; couché sur le côté gauche ; peur de mourir ;
- besoin très prononcé de compagnie.

Particularités :
– anxiété après la défécation.

Symptômes généraux :
– sensation de vide, de perte dans la tête ;
– fragilité capillaire, diathèse hémorragique ;
– fièvre brûlante, avec désir de boissons froides ;
– aversion contre les gâteaux, la viande, le lait, le thé et les huîtres ;
– désir d'aliments salés (à l'exception du poisson), de vin, de boissons glacées, d'aliments frais et juteux ;
– faim nocturne, faim pendant la fièvre ;
– rêves agités, de feu, d'affaires compliquées.

Symptômes locaux :
– vertiges matinaux après s'être levé ; chroniques ;
– chute des cheveux à poignées ;
– céphalées qui ne s'améliorent pas avec des compresses froides ;
– palpitations cardiaques, le soir ;
– diarrhée abondante, débilitante, jaunâtre ;
– fèces croûteuses comme celles d'un chien, blanchâtres ;
– éruptions de furoncles violacés, d'herpès sec ou farineux, de pétéchies.

Aggravation :
avec le froid, au crépuscule, avec l'orage, les émotions, couché sur le côté gauche, à la pleine lune, lors de changements de temps.

Amélioration :
avec la chaleur (tête et estomac mis à part), avec la friction ; avec l'eau froide.

Phosphorus agit :
sur pratiquement tous les organes, spécialement sur le cerveau, sur le foie et sur les nerfs.

Soigne :
l'asthénie nerveuse, le somnambulisme, les vertiges, l'odontalgie, la gingivite, la pyorrhée, l'anémie, le coryza, les polypes nasaux, la laryngite, la dyspnée, l'asthme, l'hémoptysie, l'hépatite et ses séquelles, la cirrhose, l'ictère, la dyspepsie acide, la gastrite, les désordres pancréatiques, la diarrhée, la constipation avec fèces noires et dures, les hémorroïdes, la myocardite, la faiblesse des cavités cardiaques de droite, l'hypertension évolutive, l'impuissance, la nymphomanie, la phosphaturie, l'ématurie, l'alopécie en aires (pelade), le psoriasis.

Est indiqué dans le cas de :
sujets grands et maigres, qui réagissent bien à la maladie ; hyperthyroïdiens.

PSORINUM (nosode provenant de l'acarus de la gale)

Remède à action générale, miasmatique.

Symptômes psychiques :
- le sujet est anxieux, désespéré, pessimiste ;
- il a peur de la mort, de la misère, de l'enfer, de la solitude et du feu.

Particularités :
- sensation que la tête est séparée du corps.

Symptômes généraux :
- il a toujours trop froid, jamais chaud ;
- excrétions, éruptions d'aspect et d'odeur repoussants ;
- menstrues irrégulières, peu abondantes, claires ;
- faim à minuit ; insomnie provoquée par le prurit ;
- transpiration à 3 heures ; abondante, en marchant.

Symptômes locaux :
- éruptions du cuir chevelu : croûteuses, humides ou sèches ; éruptions purulentes derrière les oreilles ;
- herpès desquamatif sur les paupières ;
- otorrhée nauséabonde, fièvre des foins.

Aggravation :
en hiver, avec le froid, lors de changements de temps, avant et après l'orage, avec le contact, avec la pression, en marchant ; avec la laine.

Amélioration :
en été, avec la chaleur, en mangeant, en restant au lit.

Psorinum agit :
sur le système nerveux central, les muqueuses, la peau, les voies respiratoires, l'appareil urinaire et génital.

Soigne :
les éruptions chroniques, le psoriasis, l'asthénie psychique, l'otorrhée chronique, les aphtes, la stomatite, la gingivite, l'amygdalite, la rhinite, le catarrhe, la toux chronique, l'énurésie, la leucorrhée, la dysménorrhée, les rhumatismes, la goutte, la transpiration fétide des pieds et des mains.

Est indiqué dans le cas de :
maladies chroniques, chez les sujets psoriques non guéris par *Sulfur*.

PULSATILLA (anémone pulsatille des prés ou stilla)

Remède végétal à action générale.

Symptômes psychiques :
- le sujet a un caractère docile, et n'aime pas contrarier les autres ;
- timidité, peur de l'autre sexe ; peur au crépuscule ;
- pleure facilement lorsqu'il décrit ses maux.

Particularités :
- tension à l'intérieur des dents.

Symptômes généraux :
- extrême instabilité des symptômes ;
- douleurs erratiques, passant d'une partie du corps à l'autre ;
- sécrétions épaisses, homogènes, jaunâtres, non irritantes, abondantes ;
- règles espacées, courtes, diurnes, sombres ;
- désir de sucre, d'aliments frais, juteux, acides, de glaces et d'alcool ; aversion contre les graisses ;
- absence de soif, hypersensibilité à la chaleur ;
- rêves anxieux, confus, de misère, effrayants.

Symptômes locaux :
- insuffisance veineuse et capillaire, congestion veineuse avec teinte violacée des tissus ;
- veines dilatées avec la chaleur et le repos, améliorées avec le frais et avec le mouvement lent ;
- pesanteur gastrique, irrégularité de l'intestin.

Aggravation :
avec la chaleur, dans une chambre chaude, avec le repos, si le baromètre est en hausse, avec la tempête, après manger, avec des aliments gras et lourds à digérer, avec le pain.

Amélioration :
au grand air ; avec des compresses froides ; en bougeant ; couché sur le côté douloureux.

Pulsatilla agit :
sur le système nerveux central, les muqueuses, l'hypophyse, l'utérus et ses annexes (ovaires en particulier), la circulation, l'appareil génital féminin, le tube digestif, le foie et la vésicule biliaire, la veine-porte, les muscles et les articulations.

Soigne :
les désordres pubertaires et menstruels, la stérilité, le coryza, la dyspnée, la toux, l'asthme, la tuberculose pulmonaire à ses débuts, la nausée, la dyspepsie, la colique, la flatulence, la diarrhée infantile, la stase veineuse, les varices, la phlébite, la cystite, la leucorrhée, l'acné, l'urticaire, les engelures et le psoriasis.

Est indiqué dans le cas de :
femmes blondes à la peau claire, lymphatiques, sanguines, hypo-ovariennes.

PYROGENIUM (nosode provenant de la décomposition de viande de bœuf)

Remède à action limitée.

Symptômes psychiques :
- délire avec logorrhée, hallucinations ;
- agitation extrême : le sujet ne réussit pas à rester au lit.

Symptômes généraux :
- dissociation entre le pouls (rapide) et la température (basse) et vice versa ;
- la transpiration, profuse, à l'odeur cadavérique, n'abaisse pas la température.

Symptômes locaux :
- odeur putride de l'haleine, des sécrétions et des déjections ;
- bouche sèche ; soif intense ; langue craquelée ;
- vomissement à répétition ; diarrhée fétide, brunâtre, sans douleur, ou constipation par inertie rectale.

Aggravation :
avec le mouvement, en touchant, avec le froid humide, avec le froid en général.

Amélioration :
en changeant de position, en étirant les membres ; avec la chaleur, les bains chauds, les boissons chaudes.

Pyrogenium agit :
sur les états septiques, fiévreux.

Soigne :
la grippe avec infections intestinales, la pleurite purulente, la pneumonie, le phlegmon de la gorge, le typhus et le paratyphus, la gastro-entérite aiguë avec collapsus, les plaies de décubitus, les abcès, les furoncles, les panaris.

Est indiqué dans le cas de :
tableaux infectieux, généraux et locaux ; sujets anxieux, pâles, fiévreux, prostrés, avec sécrétions et excrétions relativement fétides.

RHUS TOXICODENDRON (sumac vénéneux ou lierre du Canada)

Remède végétal à action limitée.

Symptômes psychiques :
- confusion mentale, difficulté à comprendre ;
- inquiétude interne, agitation, anxiété ;
- nécessité de bouger pour se sentir bien ;
- après minuit, le sujet rumine les faits passés, les souvenirs désagréables.

Symptômes généraux :
- courbature et rigidité articulaire ;
- s'améliore avec le mouvement continuel, mais empire au début de ce mouvement ;
- grande sensibilité du cuir chevelu.

Symptômes locaux :
- douleurs faciales qui s'améliorent avec le froid ;
- herpès labial et cornéen ; vésicules jaunes ;
- langue sèche et fissurée, triangle rouge en pointe ;
- pouls faible, rapide, irrégulier, tremblant ;
- gastro-entérite, avec déjections mucosanguinolentes ;
- douleurs à la colonne vertébrale, graves ;
- faiblesse des jambes lorsque le sujet est assis.

Aggravation :
avec le repos ; l'humidité ; la sueur ; après s'être gratté.

Amélioration :
avec la sécheresse, la chaleur, l'eau très chaude, la friction, en changeant de position.

Rhus toxicodendron agit :
sur le système nerveux central, le tissu fibreux, osseux, l'appareil ostéo-circulatoire, le tube digestif, la peau.

Soigne :
les rhumatismes articulaires, l'arthrose, les craquements articulaires, la lombo-sciatique, les inflammations cutanées, les états infectieux, fébriles, typhoïdes avec troubles cardiaques ; le typhus abdominal, la pneumonie.

SEPIA (encre de seiche)

Remède animal à action générale.

Symptômes psychiques :
- pessimisme, manque d'intérêt, désaffection, isolation ;
- aversion, indifférence pour le mari, pour les enfants, le travail, le rapport sexuel ;
- hypersensibilité à la musique.

Particularités :
- le sujet a l'impression que son abdomen se retourne sur lui-même, que ses ovaires sont plus grands et il a la sensation d'un corps étranger.

Symptômes généraux :
- psychasthénie matinale ; bouffées de chaleur, dans l'après-midi et dans la soirée ; sueurs froides nocturnes ;
- pesanteur génitale, comme si l'utérus voulait sortir du corps ;
- sécheresse des organes génitaux féminins ;
- règles très courtes, qui durent un matin, une journée ;
- désir d'aliments amers, acides ; aversion pour le gras, le lait, la viande, les odeurs de cuisine.

Symptômes locaux :
- céphalée pulsative, frontale, pariétale ;
- constipation atonique avec la sensation d'avoir un pieu dans le rectum ;
- nausée qui s'améliore après avoir mangé ;
- douleurs hépatiques, aiguës, qui irradient vers l'épaule droite ;
- douleurs comme si le sujet souffrait d'un prolapsus utérin ;
- peau malsaine, avec prurit prononcé, éruptions sèches ou humides.

Aggravation :
avec la consolation ; avec le froid, le chaud humide ; le matin tôt et le soir ; debout, à genoux ; après avoir transpiré ; dans les salles bondées.

Amélioration :
avec le mouvement rapide, avec les exercices violents ; en se distrayant, au grand air, après midi.

Sepia agit :
sur le système nerveux central, le système nerveux végétatif, les organes génitaux féminins, les nerfs périphériques, le foie, le tube digestif, les muscles, les articulations, la peau.

Soigne :
les affections chroniques, la migraine, la ptôse oculaire et gastro-intestinale, la constipation, les condylomes, les verrues, le prolapsus utérin, la rachialgie lombo-sacrée, la peau jaune, atone ou vieillie, les éruptions sèches avec desquamation, le psoriasis, l'eczéma; l'herpès labial, la transpiration axillaire malodorante, la chute des cheveux, les troubles trophiques des ongles.

Est indiqué dans le cas de :
femmes d'âge moyen, solitaires, apathiques, avec des problèmes nerveux, hépatiques et utérins.

SILICEA (silice du cristal de roche)

Remède minéral à action générale.

Symptômes psychiques :
- faiblesse physique alliée à une grande ténacité psychique ;
- le sujet a peur de faillir, mais il réussit quand même ;
- phobie contre les épingles et les objets en pointe.

Particularités :
- sensation de rigidité rectale, de tension ;
- de froid glacial avant et pendant les menstruations ;
- d'avoir un cheveu sur la langue.

Symptômes généraux :
- sujet gracile, déminéralisé, gros abdomen ;
- chapelet costal rachitique, ganglions lymphatiques cervicaux ;
- hypersensibilité au froid, même en bougeant ;
- tendance à des suppurations chroniques ;
- le sujet sue beaucoup, de la tête et des pieds ;
- aversion pour le lait maternel, la viande et les aliments chauds.

Symptômes locaux :
- ongles faibles, déformés, avec des taches blanches ;
- céphalée après un courant d'air, froid aux pieds ;
- céphalée s'améliorant en fermant les yeux ;
- transpiration acide du cuir chevelu, éruptions ;
- douleurs aux dents, aux doigts, aux ongles ;
- caries dentaires précoces et multiples, trous dans les dents ;
- fractures fréquentes chcz les sujets jeunes ;
- retard dans la formation du cal osseux ;
- rhino-pharyngites très fréquentes ;

- constipation avec excréments du genre crottes de chèvre, tendance aux fistules anales ;
- diarrhée s'améliorant avec la chaleur.

Aggravation :
avec le froid, l'humidité, les courants d'air, après avoir éliminé la transpiration des pieds avec un médicament.

Amélioration :
avec la chaleur modérée, en été.

Silicea agit :
sur le système nerveux central, les os, le tube digestif, les voies respiratoires et la peau.

Soigne :
les céphalées chroniques, l'anorexie mentale, les adénopathies graves, petites et chroniques, la silicose, les suites de médicaments iatrogènes, la cicatrisation lente et douloureuse, la suppuration chronique des plaies, le panaris, les ongles incarnés, la transpiration des pieds, les mycoses entre les doigts, la sueur des mains et des pieds, la cellulite des maigres.

Est indiqué dans le cas de :
sujets déminéralisés et émaciés, maigres, avec des mains humides et froides, et des cheveux secs ; enfants rachitiques, avec retard de dentition et transpiration profuse au niveau de la tête et des pieds.

STAPHYSAGRIA (herbe aux poux ou dauphinelle)

Remède végétal à action limitée. Latéralité gauche.

Symptômes psychiques :
- indignation, vexation, rancœur pour avoir subi une injustice ;
- susceptibilité, mysanthropie ;
- imagination et hyperesthésie sexuelle pathologique ;
- somnolence diurne, insomnie et douleurs nocturnes.

Symptômes généraux :
- maladies provoquées par la colère, par des affronts ;
- désir de vin, de tabac et de lait ;
- faim intense, même après un bon repas ;
- douleurs osseuses nocturnes ;
- menstruations irrégulières, odontalgie menstruelle.

Symptômes locaux :
- céphalée après des reproches ou des contrariétés ;
- céphalée qui pèse sur le front comme un boulet ;
- éruptions très sensibles sur le cuir chevelu.

Aggravation :
avec la colère, le matin si le sujet se lève tôt ; en étant touché ; avec la viande ; avec le tabac.

Amélioration :
avec la chaleur, après le repos nocturne, après le petit déjeuner.

Staphysagria agit :
sur le système nerveux central, le système nerveux végétatif, le tube digestif, la peau, les organes génitaux.

Soigne :
les maladies causées par la colère et l'indignation, la céphalée nerveuse, l'insomnie, la dyspepsie, la gastralgie, la colite, la constipation, l'hypotension artérielle, le prurit vulvaire, la cystite avec prostatisme, l'urétrite, l'hypertrophie prostatique, les condylomes.

Est indiqué dans le cas de :
sujets extrêmement sensibles, susceptibles et ombrageux.

SULFUR (soufre métalloïde ou flavum)

Remède minéral à action générale. Latéralité gauche.

Symptômes psychiques :
- le sujet est indifférent à sa propre apparence et au bien-être des autres ;
- il est indolent et n'aime pas le travail ;
- il est pris de panique s'il se réveille la nuit ;
- il se sent mal à 11 heures du matin ;
- enfant, il a horreur de l'eau et ne veut pas se laver ;
- il a tendance à mentir, parfois même de bonne foi ;
- il se préoccupe s'il ne va pas à la selle.

Particularités :
- chaleur thoracique

Symptômes généraux :
- il désire des aliments crus, des salades, des gâteaux et des choses grasses, de l'alcool ; il déteste la viande ;

– il se réveille à minuit ; après, il rêve ou fait des cauchemars ;
– il se réveille sur le dos, à 3 heures du matin ;
– il se réveille à 5 heures en ayant une forte envie de déféquer ;
– rêves désagréables, de chiens, de morsures d'animaux, de mort proche ;
– sensation de brûlure, de prurit brûlant.

Symptômes locaux :
– céphalée qui martèle les tempes, après une conversation animée ;
– éruptions sèches, brûlantes, suppurantes, pustuleuses ;
– orifices naturels très rouges : lèvres, narines, anus ;
– besoins urgents pendant la nuit ; diarrhée vers 5 heures ;
– chaleur anormale des pieds pendant la nuit.

Aggravation :
en restant longtemps debout, avec le repos, à 11 heures, dans la chaleur du lit, après le sommeil, s'il doit se laver, périodiquement.

Amélioration :
en transpirant, avec des compresses froides, au grand air, en bougeant, avec la chaleur sèche, couché sur le côté droit.

Sulfur agit :
sur le système nerveux central, le système nerveux végétatif, la peau, le foie, la respiration, la circulation, l'appareil locomoteur.

Soigne :
l'asthénie, les rhumatismes, la goutte, la rachialgie, la congestion cérébrale, la rhinite chronique, la toux, la pleurite, la stomatite, la dyspepsie chronique, la flatulence, l'entérite chronique, la stase de la veine porte, la constipation, les hémorroïdes, l'irritation anale, l'asthme cardiaque, les palpitations, les varices, la cystite, la prostatite, l'impuissance, la stérilité, les fissures mammaires, le prurit, l'acné, la furonculose récidivante, l'insomnie.

Est indiqué dans le cas de :
sujets ayant une bonne réactivité, hyperthyroïdiens ; avec les lèvres, les oreilles et les paupières rubicondes, chaudes et prurigineuses.

SYPHILIMUM

Voir **LUESINUM**

THUYA (le cèdre blanc du Canada ou arbre de vie)

Remède végétal à action générale. Latéralité gauche.

Symptômes psychiques :
- paresse mentale, idées fixes, obsessionnelles ;
- indolence, nervosité, le sujet se met en colère pour des riens ;
- la musique le fait pleurer et provoque des tremblements de pieds.

Particularités :
- sensation d'être en verre, d'avoir une chose vivante dans le ventre, de chairs arrachées aux os.

Symptômes généraux :
- sujet traité avec des corticoïdes, antibiotiques et autres médicaments allopathiques ;
- peau qui semble sale, grasse et visqueuse ;
- excrétions verdâtres, denses ; leucorrhée irritante ;
- désir de sel, de thé ; aversion pour les pommes de terre, pour le pain et pour la viande.

Symptômes locaux :
- céphalée térébrante, avec l'impression d'une pointe enfoncée dans la partie douloureuse ;
- douleurs névralgiques faciales à 3 heures ;
- bruits d'eau et d'air dans les intestins ;
- douleurs déchirantes, contusion du rachis lombaire ;
- verrues, condylomes, peau malsaine.

Aggravation :
avec le froid humide, pendant la nuit, avec la lune croissante ; avec la musique ; après les vaccinations ; avec les graisses, les oignons, le thé, le café, avec les gâteaux, avec l'odeur du repas ; pendant les règles.

Amélioration :
avec l'air frais, le mouvement, en suant, couché sur le côté gauche, en s'étirant.

Thuya agit :
sur le système nerveux central, le système nerveux végétatif, la peau et les muqueuses.

Soigne :
les obsessions, la gonorrhée, les verrues, la cellulite, les polypes, les mycoses cutanées, le coryza chronique, le rhumatisme chronique, déformant et ankylosant, l'arthrose, le psoriasis.

Est indiqué dans le cas de :
sujets ayant des idées fixes, forts et corpulents, peau grasse, brillante, cellulite, visage luisant.

TUBERCULINUM (nosode de la tuberculose)

Remède miasmatique, obtenu à partir de cultures de *Mycobacterium tuberculosis* d'origine humaine ou bovine.

Symptômes psychiques :
- tristesse, mauvaise humeur, besoin de changement, sensation d'être extérieur aux choses.

Symptômes généraux :
- troubles pulmonaires et perturbations mentales en alternance ;
- faiblesse constitutionnelle ; le sujet se refroidit facilement ;
- bouffées de chaleur avec sueur profuse ;
- sensation de contusion générale ;
- le sujet se lève la nuit pour manger ;
- il a envie de sucreries, de lait, de glaces et de jambon ;
- aversion contre la viande ;
- menstruations anticipées et abondantes, prolongées, avec dysménorrhée.

Symptômes locaux :
- rhinorrhée, écoulement épais et fétide ;
- furoncles à l'intérieur du nez, herpès sur le visage ;
- prurit qui s'améliore avec la chaleur.

Aggravation :
avec le froid humide, avec les changements de temps, avant l'orage, dans une pièce fermée, debout.

Amélioration :
au grand air, avec le vent, avec la chaleur, avec le mouvement continuel.

Tuberculinum agit :
sur le foie, les reins, les intestins, la peau, la respiration, le système neuro-endocrinien, le psychisme.

Soigne :
la déminéralisation, l'amaigrissement, la céphalée chronique, l'instabilité émotionnelle, les troubles mentaux, les manies, les terreurs nocturnes, l'insomnie, l'hypertrophie des amygdales, le coryza, la bronchite, la pneumonie, la tuberculose, la cystite chronique, l'incontinence urinaire, les rhumatismes aigus et chroniques, l'herpès, l'acné, l'impétigo, les sueurs nocturnes.

Est indiqué dans le cas de :
sujets dépressifs, hypocondriaques, chez lesquels alternent des dermatites avec des douleurs rhumatismales et des états dépressifs avec troubles respiratoires.

VERATRUM ALBUM (ellébore blanc)

Remède végétal à action limitée.

Symptômes psychiques :
– états maniaques, délires.

Symptômes généraux :
– asthénie extrême, syncope, sueurs froides ;
– sensation de froid glacial, d'eau froide dans les veines, de douleur électrique, de brûlure ;
– désir de fruits acides, d'aliments froids et salés ;
– excrétions abondantes.

Symptômes locaux :
– vomissements accompagnés de vertiges, froid, diarrhée ;
– fèces floconneuses, dépourvues d'odeur ;
– coliques violentes, suivies d'une grande faiblesse ;
– mains cyanosées, frissons.

Aggravation :
avec le froid humide, la nuit, avant les règles, après la défécation.

Amélioration :
avec la chaleur, en se promenant bien couvert.

Veratrum album agit :
sur le système nerveux central, les nerfs vasculaires, le tube digestif, le cœur, les bronches, l'utérus et les organes annexes.

Soigne :
la psychose maniaco-dépressive, les troubles mentaux pendant la grossesse ou les règles, le collapsus, le choléra, la dysenterie, les maladies intestinales typhoïdiques, la gastro-entérite aiguë, la constipation chronique, l'asthme cardiaque, la bronchite grave, la coqueluche, la dysménorrhée.

Est indiqué dans le cas de :
sujets en état de collapsus, avec évacuations abondantes (sueur, vomissement, diarrhée).

ZINCUM METALLICUM (zinc)

Remède minéral à action limitée. Latéralité droite.

Symptômes psychiques :
- asthénie cérébrale, nerveuse, physique, sexuelle ;
- extrême sensibilité au bruit, même le plus léger.

Symptômes généraux :
- agitation incessante des jambes, même pendant le sommeil ;
- le sujet crie dans son sommeil et en se réveillant ;
- il ne supporte pas le vin ; faim vorace à 11-12 heures ;
- la miction n'est possible que si le sujet est assis.

Symptômes locaux :
- toux sèche le matin ; avant ou pendant les règles ;
- crachat sanguinolent avant et pendant les règles ;
- constipation avec fèces dures ;
- douleurs brûlantes dans le dos, en étant assis ;
- douleur sourde au niveau des cervicales, le soir ou en écrivant.

Aggravation :
avec l'exercice physique ou mental, lorsque le sujet est touché, avec le bruit, avec la pression ; entre 11 et 12 heures, le soir après le dîner, pendant les règles ; avec le vin, l'alcool, le café, les médicaments allopathiques.

Amélioration :
avec l'apparition d'éruption ou d'écoulement. Avec les règles, les troubles nerveux et génitaux s'améliorent.

Zincum metallicum agit :
sur le système nerveux central et périphérique, sur le cœur, les vaisseaux, le tube digestif.

Soigne :
l'asthénie, l'hypocondrie, l'insomnie incoercible, les convulsions, les bronchites, la dysménorrhée, les ovarites.

Est indiqué dans le cas de :
sujets souffrant d'épuisement nerveux ; maigres, tremblants, avec les paupières tombantes et un besoin constant d'agiter les jambes, même en dormant.

APPENDICE

Votre petite pharmacie homéopathique

Chaque famille devrait s'organiser une petite pharmacie à la maison, en rangeant bien en ordre dans une petite armoire toute une série de remèdes à utiliser en cas de besoin, ou même de première urgence : rhume ou fatigue, douleurs rhumatismales ou autres névralgies, migraine, lombalgie, douleurs menstruelles ou odontalgies infantiles, mauvaise digestion, éructations, vomissement, flatulence, insomnies et ainsi de suite. Lorsque vous êtes en voyage, à la mer, à la montagne, à la campagne, à la chasse, etc., il vous suffira d'emporter cette petite trousse de secours pour remédier à vos maux.

* * *

Voici une liste des remèdes que chacun de nous devrait avoir constamment à portée de main.
Pour que ce soit plus commode, il est préférable de disposer de ces remèdes en granules, dans les dilutions 4 ou 5CH (basse), 7 ou 9CH (moyenne) et, dans certains cas, également dans les puissances élevées, la 15CH et la 30CH. Les granules peuvent être dilués dans un verre d'eau. La dilution peut être renouvelée après avoir été agitée une dizaine de fois.

Aconitum napellus : états fiévreux aigus, avec peau chaude et absence de transpiration ; maladies provoquées par le froid sec, particulièrement la grippe ; douleurs dentaires, même s'il s'agit d'une dent saine ; palpitations cardiaques ; douleurs brûlantes périombilicales ; coliques abdominales avec diarrhée verte comme des épinards ; névralgies faciales et lombaires (9CH) ; agitation nerveuse, peur d'être au milieu de la foule (30CH).

Allium cepa : rhume, écoulement aqueux et irritant, lacrimation douce non irritante, éternuements violents et fréquents (4-7CH).

Allium sativum : brûlures d'estomac, éructations, digestion difficile par excès de nourriture ou forte consommation de viande ou de graisses (4CH) ; palpitations cardiaques dues à des désordres gastriques ; douleurs de pression à la bouche de l'estomac (épigastre) ou plus bas (côlon transversal) ; toux du bronchitique chronique, catarrheux, qui persiste à fumer pour son plus grand mal (7CH).

Anacardium : brûlures d'estomac, digestions difficiles ; éruptions vésiculeuses et prurigineuses (4CH) ; ulcère du pylore et du duodénum ; constipation obstinée (7-9CH) ; dyspepsie nerveuse ; fatigue psychique avec affaiblissement prononcé de la mémoire à court terme (15CH) ; lorsque le sujet ressent en lui-même de fortes contradictions, comme s'il avait deux volontés opposées (15CH et ensuite 30CH).

Antimonium crudum : maux d'estomac par excès de nourriture, avec langue blanche ; éructations sentant les aliments digérés ; urticaire d'indigestion ; rhagades localisées entre peau et muqueuse ; éruptions suppurantes du visage (5CH) ; diarrhée avec mucus abondant et restes de nourriture (7CH) ; maux de tête après le bain ; douleurs brûlantes des yeux ; douleurs dentaires (9CH).

Apis mellifica : piqûres d'insectes ; œdèmes ; inflammation de la peau et des muqueuses ; furoncles, urticaire, érythèmes solaires ; angine ; inflammations oculaires (5CH).

Argentum nitricum : perturbations gastriques affectant les sujets trop portés sur le sucre et les gâteaux (5CH) ; ulcère gastro-duodénal avec brûlures dévorantes (7CH) ; asthénie accompagnée de tremblements des membres (9CH) ; peur avant un examen ou une épreuve importante, génératrice de diarrhée nerveuse (15CH).

Arnica montana : traumatismes de tous genres, contusions, hématomes, fractures ; lorsque les membres sont endoloris comme si le sujet avait été frappé à coups de bâton (4CH) ; névralgies ; lombalgies par mouvement brusque (7CH) ; cœur fatigué, sensation de constriction thoracique (9CH).

Arsenicum album : rhume aqueux, avec écoulement irritant (5CH) ; asthme, dyspnée, toux avec expectorations fétides ; stomatites, œsophagites, gastro-entérites ; toutes les douleurs brûlantes qui s'améliorent avec les compresses chaudes ; éruptions cutanées sèches, pustuleuses, avec desquamation, aggravées par le froid et lorsque le sujet se gratte (9CH).

Belladona : inflammations locales de tout type (4CH) ; fièvre élevée, au moment où commence la transpiration ; céphalées congestives avec douleurs de tout type ; photophobie, douleurs oculaires ; toux spasmodique, torturante ; gastralgie qui irradie dans le dos ; coliques intestinales et hépatiques, avec abdomen chaud, sensible au toucher ; spasmes et crampes (9CH) ; délire, hallucinations, peur de choses imaginaires (30CH).

Bryonia alba : douleurs qui s'améliorent avec l'immobilité absolue ; céphalées congestives de la nuque (le sujet a l'impression que sa tête va éclater) ; douleurs d'estomac avec sensation de pesanteur à cet endroit; douleurs fulgurantes au dos ou aux lombaires, en bougeant; rigidité du coude, du bras, du genou; gonflements des articulations; menstruations trop foncées; douleurs gastriques et intestinales aussitôt après le repas; ulcérations de la peau avec sensation de froid (9CH).

Cantharis: inflammation des yeux après une brûlure; inflammations des organes génitaux, cystites, urétrites, prostatites, avec miction fréquente et douloureuse (7CH).

Capsicum annuum: céphalées avec douleurs déchirantes; gonflements derrière les oreilles, ostéites de l'os temporal; sécrétions purulentes de l'oreille interne; haleine nauséabonde qui accompagne la toux; douleurs gastriques brûlantes, avec langue sèche et rouge; hyperacidité; diarrhée avec douleurs rectales comme du feu; plaies anales (9CH); toux nerveuse; lorsque le sujet souffre beaucoup du bruit (15CH).

Chamomilla: irritabilité infantile; enfants qui veulent être toujours dans les bras, qui se fâchent lorsqu'on leur parle, qui pleurent en dormant; dentition difficile; maux de dents aggravés par le chaud et par la pression; crises de toux et d'asthme après des contrariétés, après la colère; éructations douloureuses; maux d'estomac causés par le café; vomissement après des substances opiacées; douleurs utérines après une colère; douleurs de l'enfantement (9-15CH).

China officinalis: toute perte de liquide vital: hémorragie, règles abondantes, diarrhée profuse et épuisante après le repas, hémorroïdes sanguinolentes, sueur excessive; tendance aux hémorragies; énorme distension flatulente du ventre empirant après manger et ne s'améliorant pas lors de l'élimination de gaz; diarrhée après avoir mangé des fruits; céphalées après un effort intellectuel; affaiblissement de la vue pendant la nuit; respiration soufflante (9CH).

Cina: crises de vers des enfants (de l'espèce des ascarides); enfants à l'appétit capricieux, qui grincent des dents en dormant, qui bâillent beaucoup et souffrent de prurit dans le nez; qu'il est impossible de calmer (9-15-30CH, progressivement).

Cocculus indicus: nausées, vomissements, céphalées, vertiges en voiture, en train, en bateau et en avion; diverses sortes de nausée: après-midi, en pensant à la nourriture, à cause du froid, du mouvement, en étant assis sur le lit; flatulence abdominale nocturne ou pendant les règles; faiblesse des membres inférieurs; douleurs utérines qui empirent avec le mouvement (9CH).

Coffea cruda: céphalée causée par le bruit, par des surprises désagréables ou des joies excessives; émaciation des seins (9CH); insomnie après joie excessive, bonnes nouvelles, études ou activité intellectuelle excitante (15CH).

Colocynthis : névralgies du nerf trijumeau ; sciatique, articulations de la hanche ; douleurs d'estomac après une colère ; douleurs abdominales, diarrhée après colère ; blocage des règles après des chagrins ; douleurs lancinantes des ovaires (9CH).

Crataegus : palpitations, fatigue du cœur, cœur sénile ; prévention de l'angine ; insomnie ; sédatif cérébral (7CH).

Cuprum metallicum : toux paroxystique, incessante, persistante ; douleurs semblables à des crampes au niveau du sternum ou de l'estomac, hypocondriaques avec irradiation dans les hanches ; spasmes musculaires abdominaux ; crampes des membres inférieurs, convulsions ; éruptions herpétiques du coude (9CH).

Drosera : saignements de nez en toussant ; toux spasmodique, paroxystique, spécialement après minuit ; oppression thoracique pendant que le sujet parle ; convulsions (9CH).

Dulcamara : éruptions croûteuses, à desquamation (4CH) ; respiration asthmatique, diarrhées et cystites causées par le temps froid et humide (7CH).

Ferrum metallicum : céphalées qui durent longtemps ; épistaxis des enfants ; inflammations des voies aériennes supérieures ; toux sèche, avec frissons, aggravée par le mouvement ; renvois d'aliments, diarrhées pendant le repas (4CH) ; douleurs aux épaules qui empêchent de lever les bras (9CH) ; boulimie et anorexie en alternance (15CH).

Gelsemium sempervirens : troubles (diarrhée, excitation, asthénie) provoqués par une émotion, une frayeur, de mauvaises nouvelles, l'anxiété d'anticipation (15-30CH) ; grippe avec frissons le long de la colonne vertébrale, pesanteur accentuée des membres, absence de soif ; douleurs cervicales s'irradiant vers la tête ; douleurs de l'accouchement (9CH).

Hamamelis virginica : saignements de nez, varices de la gorge et du pharynx ; varices sur les cuisses et les jambes ; jambes lourdes en raison de la stase véneuse (4CH).

Hepar sulfuris : furoncles, ulcérations (4CH) ; céphalées liées au temps froid et sec, térébrantes et oppressives ; toux de vent froid et sec, après minuit, suffocante ; transpiration acide et fétide ; leucorrhée nauséabonde ; abcès, suppurations (7CH).

Hypericum perfoliatum (dit « arnica des nerfs ») : douleurs après blessures causées par une pointe ou par un écrasement, les fibres nerveuses ayant été touchées ; convulsions après blessures, lésions, contusions (15CH) ; douleurs après l'accouchement, aux hanches ou au dos après utilisation d'un forceps (9CH).

Ignatia amara: troubles d'origine émotionnelle, allant de la colère avec anxiété, au chagrin silencieux, à l'amour non partagé, à la frayeur, à la contradiction, à la mortification (30CH); toux caverneuse, au réveil ou le soir; aphtes dans la gorge (7CH); douleurs serrant la gorge, l'œsophage; toux nerveuse qui augmente lorsque le sujet tousse (15CH).

Ipeca: nausées et vomissements de tous genres, saignements de nez, métrorragies, règles abondantes avec évanouissement et grande fatigue (4CH). Convulsions à la suite d'une indigestion (9CH); enfants qui se sucent continuellement les doigts (15CH).

Kalium bichromicum: gingivites, amygdalites; croûtes dans le nez, dans les oreilles; voix nasale; toux postprandiale; catarrhe chronique, qui ne se détache pas, adhérent à la gorge, aux dents, aux lèvres (4CH); douleurs rhumatismales des membres, alternées avec désordres gastriques ou pulmonaires (9CH).

Kalium carbonicum: crise d'asthme nocturne (entre 2 et 3 heures); dyspnée obligeant à s'asseoir sur le lit; toux violente pendant la nuit; douleurs thoraciques, déchirantes; douleurs lombaires, fulgurantes; gonflements de l'estomac, plein d'air; nausées aggravées par le mouvement; douleurs abdominales, déchirantes; météorisme au niveau hypogastrique, règles âcres, excoriantes, corrosives, précédées par des douleurs de type crampes à l'abdomen (9CH); nausées provoquées par la colère; peur de tout et de rien; le sujet parle pendant son sommeil (15CH).

Lac caninum: céphalées frontales, occipitales, pariétales; écoulement nasal nocturne; ronflements; douleurs utérines irradiées vers le haut et douleurs ovariennes irradiant d'un côté du corps à l'autre; verrues sur les doigts (9CH).

Lachesis mutus: perturbations de la ménopause; palpitations, troubles vasomoteurs, sensation de constriction de la gorge, ou de suffocation, respiration difficile; douleurs de dents et de la gorge; différents types de dyspnée ou de toux: violente au réveil, après manger, pendant la nuit avec réveil soudain (4CH). Utile également dans le cas d'alcoolisme chronique (9CH), à alterner avec *Ethylicum* (9CH).

Ledum palustre: tout type de blessure par objet pointu, y compris les lésions oculaires (4CH); toutes les douleurs des membres supérieurs et inférieurs (7CH).

Magnesia phosphorica: douleurs du visage, des membres supérieurs et liées à une ischialgie; crampe de l'écrivain (7CH).

Mercurius solubilis: mauvaise haleine; hypersalivation pendant une céphalée ou au cours du sommeil; sueurs nocturnes, malodorantes, toutes les inflammations des muqueuses, respiratoires et gastro-intestinales ; rhume après exposition à l'air chaud ; inflammations de la dentine (ivoire des dents) et maux de dent ; éruptions cutanées, excoriantes, herpétiques, sanguinolentes (9CH).

Naja tripudians : faiblesse cardiaque et n'importe quel type de palpitation cardiaque (9CH).

Natrum muriaticum : céphalées, douleurs et brûlures des yeux, strabisme divergent, écoulement nasal blanchâtre, diarrhée après farineux ; éruptions croûteuses blanchâtres avec écoulement liquide ; éruptions herpétiques pendant la fièvre ; urticaire, sécheresse vaginale, chute des poils des organes génitaux (4CH).

Natrum sulfuricum : divers types de diarrhée : le matin, après le petit déjeuner, après les farineux ; bilieuses avec des fèces liquides ; borborygmes abdominaux s'améliorant avec l'échappement des gaz ; flatulence abdominale très fréquente ; besoin d'aller aux WC, mais uniquement pour se libérer des gaz intestinaux ; vomissement biliaire, douleurs lancinantes entre les deux omoplates ; écoulements urétraux, verdâtres (4CH) ; confusion mentale après un traumatisme crânien (15 CH).

Nitricum acidum : céphalées ; douleurs aux oreilles, au nez, aux lèvres ; ulcérations et verrues labiales ; éruptions, coupures, ulcérations de la langue ; constipation très douloureuse ; diarrhée des vieillards ; condylomes ; éruptions croûteuses et prurit des organes génitaux ; douleurs brûlantes vaginales ; différents types de verrues et d'ulcérations (7-9CH).

Nux vomica : divers types de céphalée, souvent après consommation d'alcool ou après les repas ; rhume avec écoulement humide pendant la journée et sécheresse et obstruction nasale pendant la nuit ; différents types de toux : sèche, paroxystique, angoissante, violente ; diverses sortes de nausées ; troubles gastriques s'améliorant avec la chaleur ; crampes gastriques après les repas ; digestion difficile après un effort mental ; crampes douloureuses de l'abdomen ; divers types de diarrhée ; constipation obstinée ; hernie ombilicale ; hémorroïdes ; douleurs cervicales, dorsales, lombaires, sacrales.

Passiflora incarnata : insomnies (en teinture-mère : 10-20 gouttes le soir) ; états de nervosité (4CH).

Petroleum : écoulements du sac lacrymal ; éructations matinales ; éruptions herpétiques périanales prurigineuses, eczémas des jambes et des pieds ; engelures des mains et des pieds (4CH).

Phosphoricum acidum : diarrhées indolores avec aliments non digérés, et qui ne laissent pas le sujet prostré (4CH) ; vertiges périodiques, chroniques ; céphalées des étudiants et des intellectuels ; douleurs dans les os des enfants qui grandissent ; canitie précoce (cheveux blancs) (9CH).

Phosphorus : hémorragies, fragilité capillaire ; déminéralisation ; palpitations, tachycardie qui empire lorsque le sujet se couche sur le côté gauche (4CH) ; perte de mémoire, désintérêt pour le travail (9-15CH).

Phytolacca decandra : maux de dents s'améliorant en serrant les mâchoires ; pharyngites, amygdalites (4CH), contractions cervicales nocturnes (7CH) ; abcès, nodules, excoriation des mamelles (9CH).

Plumbum metallicum : douleurs gastriques et abdominales qui irradient dans toutes les directions ; rétention d'urine avec coliques ; risque de fausse-couche (7CH).

Podophyllum : diarrhées du matin, aqueuses ou bilieuses, fétides, expulsées par jet avec gaz, s'améliorant en se couchant sur le ventre ; douleurs à l'ovaire droit, accompagnées de migraine et de diarrhée (4CH) ; douleurs hépatiques s'améliorant avec la friction (7CH).

Pulsatilla : stase et congestion veineuse ; gonflements des membres inférieurs pendant les menstruations ; tension des cuisses, le soir ; palpitations cardiaques et oppressions thoraciques en soirée (4CH) ; retards de règles ; règles courtes et peu abondantes ; leucorrhée nocturne ; troubles du tube digestif par intolérance aux graisses, avec gonflement, éructation, diarrhée avec fèces très variables (7CH) ; peur du crépuscule ; désordres caractériels après le blocage des règles (15CH).

Ranunculus bulbosus : douleurs costales thoraciques, hoquet après une boisson alcoolique, éruptions croûteuses, calleuses, cornées ; éruptions vésiculeuses (4CH).

Rhus toxicodendron : toutes les douleurs articulaires s'améliorant avec le mouvement et avec la chaleur ; éruptions de la peau caractérisées par des petites vésicules avec liquide clair (4CH).

Ruta : douleurs osseuses, contractions des ligaments, courbatures après effort physique, fatigue des yeux (4CH).

Sambucus : toux suffocante ; nez complètement bouché, empêchant de respirer (4CH) ; sueur profuse, spécialement au réveil (7CH).

Sepia : céphalées pendant les règles, céphalées périodiques et celles qui viennent en voyageant ; creux à l'estomac ; vomissement bilieux matinal (4CH), nausée à la seule odeur de nourriture (7CH) ; douleurs au bas-ventre, comme si l'utérus s'affaissait (7CH) ; métrorragies et chute des cheveux de la ménopause (9CH).

Silicea : suppurations, abcès, fistules ; troubles après la vaccination ; sueurs froides, acides et malodorantes ; sueurs acides de la tête, en dormant ; plaies entre les doigts de pied ; orgelets à répétition ; dentition lente et difficile ; vomissement du lait maternel par le nourrisson (4CH); constipation; diarrhée des personnes émaciées; blocage de la respiration pendant la nuit; douleurs utérines aiguës (7CH); kystes du vagin; hémorroïdes avec suppuration et ulcérations (9CH); anxiété pendant les règles; anxiété provoquée par le bruit (15CH).

Sulfur: céphalées de divers types; éruptions prurigineuses, douleurs brûlantes aux yeux; respiration difficile; toux grasse pendant la journée, sèche pendant la nuit (4CH); palpitations cardiaques; douleurs abdominales, borborygmes et flatulence; hémorroïdes qui s'aggravent pendant la nuit ou avec la bière; constipation avec stase portale; diarrhée à 5 heures du matin; douleurs cervicales, lombaires, sacrales; prurit; éruptions (7CH); aggravation générale vers 11 heures, insomnie, rêves type cauchemars (9CH).

Thuya: céphalées térébrantes; acné kystique et pustuleux; condylomes; leucorrhée purulente; polypes; verrues; mycoses tenaces, chroniques; excroissances de peau; ongles mous; tics nerveux des lèvres, dommages subis par l'utilisation et par l'abus de produits pharmaceutiques; insomnie après 3-4 heures du matin (9CH); obsessions; cancérophobie (30CH).

Valeriana officinalis: céphalées coupantes, frontales; douleurs lombaires; douleurs des chevilles, des talons, des membres inférieurs et supérieurs (9CH).

Zincum metallicum: sécheresse, lacrimation et douleurs oculaires; toux sèche avant ou pendant les règles; expectoration sanguinolente avant ou pendant les règles; douleurs cinglantes au ventre après avoir mangé (4CH), douleurs et agitation incessante des jambes et des pieds; sujet criant la nuit pendant le sommeil (9CH); rétention d'urine chez un sujet hystérique (15CH).

Bibliographie

AUBIN, M. et PICARD, Ph., *le Médecin, le Malade et l'Homéopathe, une autre façon de se soigner*, Boiron, 1980.

BARBANCEV J., *Pratique homéopathique en psychopathologie*, Similia, 1987.

BERTHIER, D., JOUANNY, J.-J., *Guide pratique d'homéopathie pour tous*, Paris, 1990.

BINET C., *Lexique médical homéopathique : les aggravations et les améliorations*, 4 éd. Dangles H., 1980.

BOURDIOL R.-J., *Homéopathie et réflexologie*, Maisonneuve, 1985.

CHARETTE DE NANTES G., *la Matière médicale expliquée*, Balthazar Publications, 1975.

CHAVANON P. et LEVANNIER R., *Mémento homéopathique d'urgence : notions simples de première urgence dans l'attente du médecin*, 10 éd., Dangles H. 1973.

DEMARQUE D., *l'Homéopathie, médecine de l'expérience*, Maisonneuve, 1982.

DEMARQUE D., *Sémiologie homéopathique*, Balthazar Publications, 1977.

DEMARQUE D., *Techniques homéopathiques*, Balthazar Publications, 1978.

DORFMAN, P., *Des diathèses à l'immunomodulation, 200 ans d'homéopathie*, Paris, 1990.

DUFILHO R., *les Symptômes mentaux en homéopathie : psychisme enfant et psychisme adulte*, Marimpouey, 1985.

DUPRAT H., *Traité de matière médicale homéopathique*, Similia, 1985.

GUERMONPREZ M., PINKAS M. et TORCK M., *Matière médicale homéopathique*, Doin, 1985.

HAHNEMANN, S., *Traité des maladies chroniques*, Maisonneuve, 1985.

HAHNEMANN, S., *l'Organon de l'art de guérir*, Similia, 1986.

HODIAMONT G., *Homéopathie et physiologie*, Similia, 1984.

HODLER J., *Guide pratique d'homéopathie : guide des maladies et traitements*, 14 éd. Andrillon, 1983.

JULIAN, O.A., *Dictionnaire de matière médicale homéopathique*, Paris, 1981.

JULIAN O.A., HAFFEN M., *Homéopathie*, Masson, 1981.

JULIAN O.A., *l'Homéopathie dans les urgences médicales*, Palerme, 1983.

KENT J.T., *la Science et l'art de l'homéopathie*, trad. de l'anglais par P. Schmitt, Maisonneuve, 1985.

NICOLAS M., *Psychiatrie homéopathique*, Doin, 1968.

PINTO R., *Manuel pratique d'homéopathie, répertoire commenté par le Conseil de l'homéopathie et des médecins associés à l'officine*, Pinto R., 1984.

POMMIER L., *Dictionnaire homéopathique d'urgence*, 13 éd., Maloine, 1985.

SANANES R., *Homéopathie et langage du corps*, Laffont, 1982.

SANANES R., *Maux de tête... et bleus de l'âme, l'homéopathie face aux maladies de civilisation*, Laffont, 1986.

SANANES R., *la Consultation homéopathique*, Similia, 1987.

TETAU M., *Matière médicale homéopathique clinique et associations biothérapiques*, Maloine, 1979/83.

TETAU M., *Théorie et pratique de l'homéopathie moderne*, Maloine, 1987.

VANNIER L., *la Pratique de l'homéopathique*, 5 éd., Doin, 1973.

VANNIER L., *Caractéristiques essentielles des remèdes homéopathiques*, Doin, 1979.

VANNIER L., *la Typologie et ses applications thérapeutiques*, 2 éd., Doin, 1984.

VOISIN N., *Thérapeutique et répertoire homéopathiques du praticien*, 2 éd., Maloine, 1978.

VOISIN N., *Matière médicale du praticien homéopathe*, 2 éd., Maloine, 1986.

ZISSU R., GUILLAUME M., *Manuel de médecine homéopathique*, Doin, 1985.

Index analytique des troubles et des maladies

Table des matières

TROISIEME PARTIE - MATIERE MEDICALE PURE : LES REMEDES HOMEOPATHIQUES LES PLUS IMPORTANTS ET LEURS APPLICATIONS

APPENDICE

Achevé d'imprimer
en juin 1996
à Milan, Italie, sur les presses
de Elli e Pagani Officine Grafiche

Dépôt légal : juin 1996
Numéro d'éditeur : 4435